Zu diesem Buch

Selbst ein so natürlicher Vorgang wie das Stillen ist heute Modetrends unterworfen. Während früher das Überleben des Neugeborenen davon abhing, daß die Mutter oder eine Amme es an die Brust legte, ging man in unserem Jahrhundert immer mehr dazu über, die Säuglinge mit Ersatz-Muttermilch zu ernähren; die Entwicklung der Nahrungsmittelindustrie und ihre zum Teil aggressiven Werbemethoden verunsicherten viele Frauen; die Flaschennahrung schien bequemer und zeitsparender zu sein.

Erst in den letzten Jahren hat sich die Haltung zur Geburt und den ersten Lebensmonaten eines Säuglings wesentlich verändert. Man hat erkannt, daß die Geburt eines Kindes nicht nur ein technischer Abwicklungsvorgang ist, der möglichst schnell und schmerzfrei hinter sich gebracht werden sollte, meist mit Hilfe von komplizierten technischen Apparaturen und häufig unter Einsatz von Betäubungsmitteln. Statt dessen weiß man heute, daß die körperliche und seelische Geburtsvorbereitung wesentlich zu einer angstfreien Geburt beitragen kann und die enge Bindung des Neugeborenen an die Mutter von großer Bedeutung für dessen späteres psychisches Wohl ist.

Ingrid Mitchell hat mit ihrem Buch «Wir bekommen ein Baby» (rororo sachbuch 6698) die psychoprophylaktische Methode der Geburtsvorbereitung in Deutschland bekanntgemacht. Mit ihrem jetzt in deutscher Sprache vorliegenden Büchlein «Stillen» weist sie diesem Vorgang den Rang zu, der ihm unabhängig von der herrschenden Modemeinung zukommt. Stillen ist für sie als dreifache Mutter eine natürliche, sinnvolle und entspannende Art der Säuglingsernährung. Stillen ist für das körperliche und seelische Wohl des Kindes und der Mutter bedeutsam, da es eben nicht nur in Milchabgabe der Mutter und Nahrungsaufnahme des Säuglings besteht, sondern das enge körperliche Verhältnis von Mutter und Kind über die Geburt hinaus fortsetzt und so dem Kind die Geborgenheit gibt, sich ohne Angst mit seiner Umgebung zu beschäftigen.

Ingrid Mitchells Stillbuch schließt folgerichtig an ihr Geburtsbuch an. Ihre eigenen Erfahrungen als Mutter und als ausgebildete Hebamme sind überall spürbar; ihre Ratschläge sind keine Forderungen, sondern Hilfen für die werdende Mutter, sich eine eigene Meinung zu bilden, sie bei den behandelnden Ärzten und Schwestern durchzusetzen und auch mit den eventuell auftretenden Schwierigkeiten fertig zu werden.

Ingrid Mitchell

STILLEN

Aus dem Amerikanischen
von Roswitha Enright

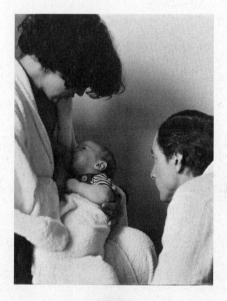

Rowohlt

Die Originalausgabe erschien 1975 unter dem Titel
«Vi ammar vårt barn» im Almquist Swiksell Förlag AB, Stockholm
Die amerikanische Ausgabe erschien 1978 unter dem Titel
«Breastfeeding Together» im Verlag The Seabury Press, New York
Für die deutsche Ausgabe nahm die Autorin eine gründliche
Überarbeitung und Erweiterung vor

72.– 78. Tausend November 1987

Deutsche Erstausgabe
Veröffentlicht im Rowohlt Taschenbuch Verlag GmbH,
Reinbek bei Hamburg, September 1980
«Vi ammar vårt barn» Copyright © by Ingrid Mitchell
Copyright © 1980 by Rowohlt Taschenbuch Verlag GmbH,
Reinbek bei Hamburg
Redaktion Beate Menzel
Umschlagtypographie Jürgen Kaffer / Peter Wippermann
(Foto: J. Gebhardt / G+J Fotoservice)
Fotos im Text Jürgen Volbeding
Satz Bembo (Linotron 404)
Gesamtherstellung Clausen & Bosse, Leck
Printed in Germany
680-ISBN 3 499 17363 8

Für Eva

Inhalt

Einführung	9
Stillen oder nicht?	13
Warum stillen?	29
Stillen ist einfacher	30
Stillen ist sicherer	34
Stillen ist billiger	37
Stillen ist schöner für die Mutter	38
Stillen ist schöner für den Vater	44
Stillen ist physisch besser für das Kind	54
Stillen ist psychisch besser für das Kind	65
Warum, wo und wie stillen wir?	77
Wir stillen wann wir wollen	78
Wir stillen wo wir wollen	87
Wir stillen wie wir wollen	96
Deine Still-Fibel	109
Stillgruppen	115
La Leche League International	116
La Leche League in der BRD	119
Arbeitsgemeinschaft freier Stillgruppen	121
Eltern berichten	123
Bücherliste	137
Register	138

Einführung

Anfangs mag es genauso überflüssig erscheinen, ein Buch über das Stillen zu schreiben wie eins über das Blumengießen. In Wirklichkeit aber wissen die Mütter von heute anscheinend nicht mehr so recht, wie man stillt, und die ältere Generation hat versäumt, es ihnen zu zeigen.

Es ist schon eine ganze Reihe von Büchern über dieses Thema veröffentlicht worden. Aber der Ton dieser Bücher ist häufig süßlich-sentimental und bewirkt, daß die Mutter, die nicht vorhat, ihr Kind bis ins Kindergartenalter hinein zu stillen, sich wie eine Verbrecherin vorkommen muß. In meinen Elternkursen über psychoprophylaktische Geburtsvorbereitung spreche ich auch immer über das Stillen. Jahrelang habe ich erlebt, wie naiv und zögernd zukünftige Eltern sind. Viele wissen so wenig, daß sie sich gegen das Stillen ihres Kindes entscheiden, bevor es überhaupt auf der Welt ist.

Ich habe es längst aufgegeben, eine Mutter zum Stillen zu überreden, wenn sie es wirklich nicht will. Eine fröhliche und liebevolle Mutter, die dem Kind die Flasche gibt, ist ohne Zweifel eine bessere Mutter als diejenige, die gereizt und unzufrieden stillt, nur weil sie sich aus falscher mütterlicher Pflicht dazu gezwungen fühlt. Trotzdem bin ich davon überzeugt, daß eine zufriedene, stillende Mutter für ein kleines Kind das Allerbeste ist. Ohne also die absoluten Gegner überzeugen zu wollen, hoffe ich, daß dieses Buch dadurch helfen kann, da es von Tatsachen berichtet, da es Ratschläge gibt und Vorschläge macht, wie man das nötige Selbstbewußtsein aufbauen kann.

Zu meiner Person: Ich habe unsere beiden ältesten Töchter gestillt, die zwölf und dreizehn Jahre alt waren, als dieses Buch geschrieben wurde. Ich bin staatlich geprüfte Lehrerin und Hebamme, und während ich dieses Buch schrieb, stillte ich unsere jüngste Tochter, die damals sieben Monate alt war; so haben meine eigenen Erfahrungen dieses Buch geprägt. Am Schluß berichten Eltern kurz über ihre eigenen Erfahrungen mit dem Stillen, und ich hoffe, daß auch ihre Erfahrungen mit Mißgeschicken und ihre Tips dagegen anderen Mut machen und ihnen helfen können.

Als ich anfangs dem Buch den Titel gab: «Wir stillen gemeinsam», da hatte ich das Bild «Mutter, Vater und Kind» vor Augen. Je länger ich aber an dem Text schrieb, um so mehr fing das «gemeinsam» an, für *alle Frauen* zu stehen. Das Leben vieler Frauen entspricht nicht mehr dem Mutter-Vater-Kind-Schema. Es gibt viele alleinstehende Mütter mit einem oder mehreren Kindern. Für sie ist die Last der Verantwortung für ein neues Menschenwesen doppelt groß, und sie haben ein echtes Bedürfnis nach dem angenehmen, schützenden Gefühl der Zusammengehörigkeit, das durch das Stillen entstehen kann. Solltest du also mit deinem kleinen Kind allein leben, dann lies bitte weiter; viele Teile dieses Buches sind ganz besonders für dich geschrieben.

Ob verheiratet oder nicht, die meisten Männer möchten von Anfang an helfen und nur zu gern die Verantwortung für ihr Kind mittragen. Obgleich die Brüste ganz ohne Zweifel ein Teil der Mutter sind und sie diejenige ist, die das Kind stillt, so braucht sich der Vater deshalb noch lange nicht ausgeschlossen und nutzlos vorzukommen. Ich hoffe, ich kann zeigen, wie wichtig er für Mutter und Kind sein kann.

Die Tatsache, daß Stillen «Moden» unterworfen ist, kann nur eine bedauerliche Folge unseres von technologischem Fortschritt bestimmten Lebensstils sein. Früher war es für den Säugling lebenswichtig, gestillt zu werden, heute ist es eine Angelegenheit, deren Wichtigkeit von vielen Eltern und auch von Ärzten in Frage gestellt werden kann. Ob Brustkind oder Flaschenkind, das Baby wird in jedem Fall gewöhnlich überleben. Häufig ahmen die Europäer die Amerikaner nach – und umgekehrt –, immer mit einem gewissen zeitlichen Abstand. Während der letzten Jahrzehnte ist das Stillen in den USA immer populärer geworden, teilweise auf Grund von humaneren Entbindungsmethoden, wie sie die psychoprophylaktische Geburtsvorbereitung fordert, scheint das Stillen auch in meiner Heimat Schweden und in anderen europäischen Ländern wieder an Beliebtheit zu gewinnen. Das vierte Kapitel dieses Buches berichtet von der La Leche League International, einer Organisation, die sehr viel für das Stillen in Amerika getan hat und noch tut, und deren Beispiel inzwischen von tatkräftigen Frauen in vielen europäischen Ländern folgen.

Wenn du den Titel «Stillen» nicht nur als «Säugen» verstehst, sondern auch die weiteren Bedeutungen wie «stillmachen», «beruhigen», «befriedigen» miteinschließt, dann sollte ein Buch über das Stillen sinnvollerweise die körperliche *und* die geistige Entwicklung des Kindes einschließen. Infolgedessen wirst du vielleicht nachempfinden können, warum ich dauernd versucht bin, von der Brust auf entferntere Dinge wie Vatergefühle, Frauenbewegung und Nachttopf zu kommen.

All dies, so vermute ich, soll nur meine Entschuldigung dafür sein, daß dieses Buch vielleicht etwas verwirrend wirkt. Ich hoffe, daß du mir für den Augenblick dieses Durcheinander verzeihst. Nachdem du meine Meinung und meine Vorstellungen kennengelernt hast, kannst du hoffentlich auch etwas von dem Glück nachempfinden, das mich bei der Vorstellung erfüllt, ein kleines Kind im weitesten Sinn des Wortes zu stillen.

Es ist herrlich, vielseitig und aufregend, eine Frau zu sein. Es gibt heute praktisch nichts mehr, wozu wir nicht in der Lage wären. Wir können alle möglichen Berufe ergreifen; darüber hinaus haben wir schöne Körper, die lieben und empfangen, Kinder austragen, gebären und ernähren können. Ich bin stolz, eine Frau zu sein, fühle mich stark und frei und finde es herrlich zu stillen! Aus dieser Stimmung heraus wurde dieses Buch geschrieben, in der Hoffnung, die Muttermilch für eine noch ungeborene Generation kleiner Menschen wieder «ins Fließen» zu bringen.

Stillen oder nicht?

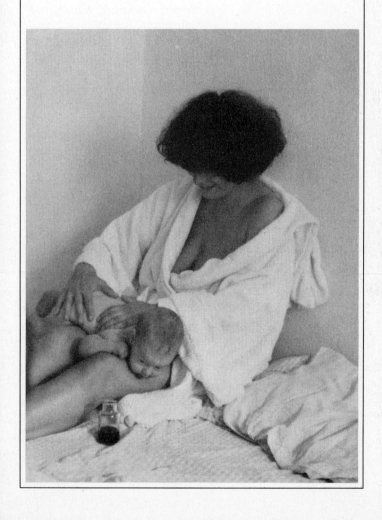

Dies ist eine Frage, die eigentlich gar nicht gestellt werden sollte – nicht, weil es von vorneherein schlecht ist, nicht zu stillen, sondern weil die Frage selbst schon soviel unnützen Zweifel weckt.

Als ich vor dreizehn Jahren unser erstes Kind erwartete, hatte ich keine Ahnung, was es bedeutet, für ein kleines Kind zu sorgen. Der bloße Gedanke an die große Verantwortung war erschreckend. In einem Kursus über Kinderpflege, den das Krankenhaus veranstaltete, lernten wir, wie man eine Puppe badet und anzieht. Wie aber ist das mit einem richtigen, lebendigen Kind? Wie würde ich jemals die fünf winzigen Finger und den zappelnden Arm in Hemd und Pullover bringen? Was wäre, wenn mir das Kind während des Bades aus dem Arm rutscht; man soll wohl Nase und Mund des Kindes zuhalten, wenn man das Kleine wiederbelebt!! Aber zu Anfang sollten wir doch das Kind überhaupt nicht baden, bis die Nabelschnur oder was davon übriggeblieben war, abgetrocknet und abgefallen war! Oh, dieser Nabelschnurstummel! Sollte ich die Nabelbandagen benutzen, die meine Mutter mitgebracht hatte oder nicht? Sie sahen so altmodisch aus! Man sollte wohl Puder drauftun, oder sollte man mit Alkohol säubern? Und was, wenn das Baby krank werden sollte; ich konnte mich wirklich nicht daran erinnern, wie Masern aussahen. Winzige Neugeborene machen so viele merkwürdige Geräusche; würde ich hören, wenn es erkältet war? Vielleicht sollten wir die Fenster im Kinderzimmer nicht offenlassen – aber frische Luft ist doch immer gut! Vielleicht würde der Wind beim Baby den Schleier der Wiege über das Gesicht blasen. Vielleicht sollten wir die Wiege lieber neben unser Bett stellen, so daß wir uns vergewissern konnten, daß alles in Ordnung war. Meine Mutter hatte gesagt, daß sie uns immer auf die Seite gelegt hatte. In Amerika sah ich alle Babies auf ihren Bäuchen liegen. Was war nun besser? Wenn der Säugling auf dem Bauch liegen sollte, dann mußte offensichtlich das Kissen weg. Konnte man das Gummituch unter dem Laken lassen? Dauernd hörte man Schauergeschichten von Kindern und Plastik. Am besten wäre es wohl, das Kind nie aus den Augen zu lassen.

Mir schwirrte der Kopf. Dabei war ich eigentlich nicht besonders nervös. Ich fühlte mich gesund und fähig und freute mich sehr auf die Geburt meines Kindes. Ich schob die unangenehmen Gedanken über meine Unzulänglichkeit als Mutter zur Seite und schaltete die Möglichkeit vollkommen aus, ein geschädigtes oder totgeborenes Kind zu bekommen. Ich nahm all meine Energie zusammen und bereitete mich auf die Geburt vor. Ich las alles darüber, was ich nur finden konnte. Ich ging so oft wie möglich zur Schwangerschaftsgymnastik, berichtete meinem Mann von allem, was ich gelernt hatte und übte viel. Ich würde wenigstens die Geburt gut machen; danach würde man schon sehen, wie es weiterging.

Nachdem ich jetzt viele Jahre mit der psychoprophylaktischen Geburtsvorbereitungsmethode gearbeitet habe, weiß ich, daß meine eigenen Sorgen vor der Geburt meines Kindes ganz und gar nicht ungewöhnlich waren. Jede werdende Mutter – auch der Vater – hat Angst, besonders bei dem ersten Kind. Diese Sorgen sind auch nicht völlig unbegründet. Man hat schließlich keine Ahnung, was da auf einen zukommt. Die meisten werdenden Eltern sind jung und unerfahren. Es ist schwierig genug, wenn zwei Erwachsene zusammen wohnen. Ein Kind verändert das ganze Leben. Nichts ist mehr so, wie es war, bevor das Kind auf die Welt kam. Woher soll man wissen, was man zu tun hat? In früheren Zeiten wurde der jungen Familie von der Verwandtschaft geholfen; jetzt muß sie es mehr oder weniger allein schaffen. Eigentlich sollten Kurse darüber abgehalten werden, was es bedeutet, erwachsen zu sein oder Eltern zu werden, aber so etwas gibt es nicht. Man muß es allein schaffen.

Und dann die Verantwortung: ob sich das neue Wesen zu einem glücklichen und ausgeglichenen oder zu einem ängstlichen und unzufriedenen Menschen entwickelt, hängt zu einem großen Teil davon ab, wie Mutter und Vater mit dem Kind während der ersten Lebensjahre umgehen. Und natürlich gibt es auch die Möglichkeit, daß etwas mit dem Kind nicht in Ordnung ist. Die Wahrscheinlichkeit ist sehr gering, aber vorhanden. Man möchte so gern glauben, daß so etwas dem eigenen Kind nicht passieren kann, daß man jeden Gedanken daran unterdrückt, so wie ich es auch getan habe. Doch wäre es nicht besser, die Dinge realistischer zu sehen?

Vor nicht langer Zeit hörte ich, wie ein Geburtshelfer während einer Konferenz der La Leche League-Organisation sagte, daß er immer die Mutter verbessere, die auf die Frage: «Möchten Sie einen Jungen oder ein Mädchen?» die Antwort gab: «Es ist mir egal, solange das Kind nur gesund ist.» Er hob hervor, daß es verkehrt sei, so zu denken; denn selbst, wenn das Kind nicht gesund sein sollte, so sei es doch etwas, was sie und ihr Mann geschaffen und in die Welt gebracht hätten und deshalb wert, geliebt zu werden. Ich finde diese Formulierung sehr schön. Wenn werdende Eltern eine solche Haltung einnehmen könnten, dann wäre der Gedanke an ein Kind, das nicht ganz in Ordnung ist, leichter zu ertragen und weniger furchterregend.

So machen wir uns alle mehr oder weniger Sorgen vor der Geburt, besonders wenn es das erste Kind ist. Wenn ich mich jetzt in meine eigenen Gefühle zurückversetze, so gab es da einen Bereich, worüber ich mir nicht die geringsten Gedanken machte. Es kam mir nie in den Sinn, darüber nachzudenken, wie unser Kind am Leben erhalten und wachsen würde, nachdem ich es geboren hatte. Wie ich mein Kind ernähren würde, beschäftigte mich genauso wenig wie die zu erwartenden nassen Windeln. Es war sicher sehr naiv, wenn auch verständlich, daß ich mir darüber keine Sorgen machte, unsere älteste Tochter wurde in Schweden geboren, wo damals jede Mutter ihr Kind stillte. Ich dachte überhaupt nicht darüber nach. Ich machte meine Brustgymnastik während des Vorbereitungskursus und knetete zu Hause meine Brustwarzen. Ich hielt meinen Busen in die Sonne und drückte hin und wieder ein paar Tropfen Kolostrum heraus. Als mein Kind geboren war, hielt ich es an meine Brust und stillte dann sechs Monate lang. Es war alles so einfach und selbstverständlich und unkompliziert.

Ich hätte sie wahrscheinlich neun Monate lang stillen sollen. Neun Monate wäre genau richtig gewesen; das hatten sie mir wenigstens auf der Mütterstation in Stockholm gesagt. Aber wir kehrten nach Amerika zurück, als das Baby gut drei Monate alt war, und hier stillte damals fast niemand. Meine amerikanische Kinderärztin brachte mich dann dazu, daß ich mit dem Stillen aufhörte. Das Baby war völlig in Ordnung, es war rund, fröhlich und gesund. Aber die Ärztin meinte, daß ich zu blaß und dünn sei. Stillen würde mich zu sehr anstrengen, meinte sie, und so hörte ich damit auf. Unglücklicherweise, denn nun hatte ich mich nicht nur um mein Studium, meinen Haushalt und meine junge Ehe zu kümmern, sondern mußte dazu noch besonderes Essen für das Baby zubereiten. Ich blieb genauso blaß und dünn.

Als wir in den USA ankamen, hatte sich das Stillen so gut eingespielt, und alles funktionierte so reibungslos, daß ich anfangs nicht einmal merkte, daß andere nicht das gleiche taten. Ich erinnere mich an einen Tag, als wir bei Freunden eingeladen waren, die gerade mit ihrem Neugeborenen aus dem Krankenhaus nach Hause gekommen waren. Als die Fütterungszeit herankam, holte die junge Mutter eine Flasche und gab ihrem Baby zu trinken. Ich zuckte zusammen, brachte es aber fertig, mich zu beherrschen und schaute fort, wie es sich gehört. Ich wechselte das Gesprächsthema und versuchte so gut es ging zu verbergen, wie leid sie mir taten, sie, ihr kleines Kind und der nette Ehemann auch.

Daß die junge Mutter sich *freiwillig* dazu entschlossen hatte, ihrem Baby die Flasche zu geben, daß sie selbst völlig gesund war, leuchtete mir erst Monate später ein. Und ich hatte sie nichtsahnend behandelt wie einen Krüppel, mit der gleichen sanften Rücksicht. Dabei war ihr die Brust nicht amputiert worden, sie war in keinen schrecklichen Verkehrsunfall verwickelt gewesen, und ihre Brust war auch nicht durch Narben von Verbrennungen zerstört – sie war kerngesund! Ich kam mir noch lange Zeit danach ziemlich dumm vor.

Wie anders die Amerikaner damals über das Stillen dachten, wurde mir erst bewußt, als ich einen der letzten Termine beim Arzt hatte, bevor unsere zweite Tochter geboren wurde, und er mich fragte: «Und wie wollen Sie das Kind füttern?» Als er mein erstauntes Gesicht sah, fügte er schnell hinzu: «Ich nehme an, Sie wollen versuchen, das Kind zu stillen?» *Versuchen,* als ob es überhaupt danebengehen konnte! Und dann die erste Frage, wie werden Sie das Kind füttern? Als ob es überhaupt etwas anderes für Neugeborene gäbe als Muttermilch? Und endlich verstand ich, was um mich herum geschah, warum so viele meiner amerikanischen Freunde ihren Kindern die Flasche gaben. Sie wurden vor die *Wahl* gestellt: Brust oder Flasche. Und was noch schlimmer war, Zweifel wurden dadurch hervorgerufen: Vielleicht ist das Stillen nicht gut, vielleicht kann ich es nicht. Ist es nicht doch am sichersten, die Flasche zu geben?

Später erfuhr ich, daß ich von Glück sagen konnte, daß man mich überhaupt gefragt hatte. In jener Zeit war es für die meisten Amerikanerinnen und auch für ihre Ärzte selbstverständlich, daß dem Baby die Flasche gegeben wurde, und Stillen wurde noch nicht einmal als Alternative angesehen. Die schwangeren Mütter bekamen eine Spritze, die die Milchproduktion unterband, sobald sie auf der Entbindungsstation eintrafen, genauso automatisch, wie die Schamhaare rasiert wurden und sie einen Einlauf bekamen. Falls sie das vorher nicht gewußt hatten und sich nun dagegen wehren wollten, war es zu spät. Vielleicht gab es damals sogar Frauen in Amerika, die nicht einmal wußten, daß die Brust zum Stillen des Kindes gebraucht werden konnte. Es hätte mich nicht erstaunt. Ich habe tatsächlich einmal eine Mutter getroffen, die schon die Idee des Stillens komisch fand und meinte: «Gott sei Dank leben wir nicht mehr im Mittelalter!»

Damals in Amerika war *ich* diejenige, die sich nicht *normal* benahm, wenn ich unsere Kinder stillte und nicht die Frauen, die ihren Kindern die Flasche gaben. Das wurde wieder deutlich als unsere zweite Tochter geboren wurde. Als es Fütterungszeit auf der Station war, kam die Schwester mit dem Kind und einer Flasche. Als sie an mein Bett trat, zögerte sie, blickte auf mein Patientenblatt und sagte: «Ach ja, Sie sind diejenige, die ihr Kind stillt.» Auf alle Fälle ließ sie aber doch die Flasche da, damit das Kind auch genug bekäme. Was für ein Glück, daß ich schon am zweiten Tag nach Hause gehen konnte und auch schon ein Kind gestillt hatte. Sonst hätte ich wahrscheinlich nie zu glauben gewagt, daß meine eigene Milch gut genug und völlig ausreichend war. Die Mutter im Bett neben mir fing an zu weinen, als sie sah, wie ich meinem Kind die Brust gab; sie hatte so etwas noch nie gesehen. Sie hatte gerade ihr fünftes Kind geboren und hatte sich dann sterilisieren lassen. Sie hatte überhaupt nie daran gedacht, eines ihrer Kinder zu stillen, und jetzt schien es ihr so warm und verbindend und soviel einfacher. Ich wußte nicht so recht, wie ich sie beruhigen sollte. Sie hatte ihre Spritze schon bekommen, so daß die Milch nicht fließen konnte. Ich wußte damals nicht genug, um ihr zu raten, trotzdem dem Kind die Brust zu geben – ihre Milch wäre dann trotz der Spritze gekommen. Statt dessen schlug ich ihr vor, das Baby ganz nah an sich zu halten (und es nicht vor sich auf die Knie zu setzen), wenn sie ihm die Flasche gab. So würden sie beinahe genauso eng beieinander sein, als wenn sie es stillte. Und bei den fünf Kindern hätte sie sich doch sicher schon an die Extraarbeit mit den Flaschen gewöhnt. Sie weinte trotzdem, und obgleich sie mir sehr leid tat, war ich doch besonders froh und dankbar über meine eigene Situation.

Wenn man Frauen fragt, warum sie ihre Kinder nicht gestillt haben, dann stellt sich oft heraus, daß sie entweder falsch informiert oder einfach völlig ahnungslos waren. Hier sind ein paar Beispiele:
«Alle Meine Freundinnen geben die Flasche. Und so habe ich natürlich geglaubt, daß es besser sei.»
Nur weil alle es tun, ist etwas nicht notwendigerweise richtig oder sogar besser.

«Ich reagiere *allergisch* auf Milch, und man muß doch einen Liter Milch täglich trinken, wenn man stillen will. Man hat mir zwar gesagt, daß ich auch Joghurt und Käse statt dessen essen könnte, aber das vertrage ich auch nicht. Deshalb kann ich also leider nicht stillen. Ich hätte es gern getan.»
Falsch. Natürlich ist es gesund, Milch zu trinken. Aber die Theorie «durch den Mund hinein, durch die Brust hinaus» stimmt nicht. Wenn ein Kind geboren ist. produziert der Körper automatisch Milch für den Säugling, unabhängig von der Nahrung, die die Mutter zu sich nimmt. Man braucht nur an Völker zu denken, die niemals eine Kuh gesehen haben und niemals Milch (außer Muttermilch) getrunken haben. Ihre Frauen stillen trotzdem ihre Babies. Gerade in diesem Fall wäre es sehr gut gewesen, wenn die Mutter ihr Kind gestillt hätte. Da sie selber auf Kuhmilchprodukte allergisch reagierte und die meisten Ersatzprodukte auf Kuhmilchbasis beruhen, besteht eine sehr gute Möglichkeit, daß auch das Kind allergisch reagierte.

«Meine *Mutter* hatte für *keinen von uns genug Milch*, und ich bin ihr ähnlich. Wahrscheinlich hätte ich auch keine Milch gehabt.»
Große oder kleine Milchproduktion ist nicht erblich. Nur die Einstellung zum Stillen kann von Mutter auf Tochter übertragen werden und so die Milchzufuhr beeinflussen. In diesem Fall war die ganze Einstellung dazu so negativ, daß Stillen von Anfang an nicht in Betracht kam. Ob es nicht wenigstens einen Versuch wert gewesen wäre? Und die Frage, warum die Mutter nicht genug Milch hatte, ist nie gestellt worden.

«Ich wollte meine *Figur* nicht ruinieren.»
Die Schwangerschaft läßt die Brüste größer und schwerer werden

und nicht das Stillen. Gymnastik und ein guter Büstenhalter können die Figur erhalten, ob man stillt oder nicht.

«Ich hatte solche *Schwierigkeiten* mit meinem Ersten. Das Baby weinte die ganze Zeit, und die Milch wurde immer weniger. Deshalb habe ich diesmal gleich mit der Flasche angefangen.»
Wenn sie nur mutiger gewesen wäre und man ihr etwas geholfen hätte, dann hätte sie aus den Fehlern lernen können, und das Stillen des zweiten Kindes wäre ein echter Erfolg für Mutter und Kind geworden.

«F. wurde durch *Kaiserschnitt* entbunden, deshalb bekam ich gleich nach der Operation eine Spritze gegen die Milch.»
Eine operative Geburt an sich sollte das Stillen des Kindes nicht verhindern. Im Gegenteil, es wäre für die Mutter sicher gut gewesen, wenn man ihr erlaubt hätte zu stillen. Die Gebärmutter hätte sich schneller zusammengezogen, die Wunde wäre besser geheilt und die Gefahr einer Infektion wäre geringer gewesen. Mit besonderer Hilfe und Unterstützung in den ersten Stunden und Tagen nach der Entbindung hätte sie ihr Kind gegen Ende des Aufenthalts in der Klinik genauso gut stillen und versorgen können wie die anderen Mütter.

«Ich wollte wirklich gern stillen. Und außerdem soll es auch für das Baby besser sein. Ich habe es wirklich versucht, aber die Milch *blieb einfach weg*. Schließlich kann nicht jeder stillen.»
Tatsächlich ist dies der häufigste Grund gegen das Stillen. Wenn man dann etwas weiter nachfragt, stellt sich heraus, daß die Milch wegblieb, weil die Mutter sich zu streng an einen Fütterungsfahrplan gehalten hatte; weil sie das Baby vor und nach den Mahlzeiten gewogen und ängstlich das Gewicht kontrolliert hatte; weil sie zugefüttert hatte; weil sie sich selbst verrückt machte! Sich selbst hinterher mit der Ausrede trösten zu wollen: «Nicht jede kann stillen», ist verständlich. Man wußte eben nicht, was tun und tat, was unter ungünstigen Umständen das Beste zu sein schien. Aber man sollte versuchen herauszufinden, warum die Milch wegblieb und sollte sich bewußt sein, daß auch andere, die «nicht stillen können», wohl ähnliche Fehler machen.

«Mein *Mann wollte es nicht.* Er hat Kinder so gern und wollte unsere Tochter auch gerne füttern können.»
Das war sehr egoistisch von dem Mann. Wenn er Kinder wirklich so gern mag, dann hätte er seinem Baby die Muttermilch gegönnt. Es gibt außer dem Füttern noch so vieles, was er für und mit dem Kind tun kann.

«Anfangs habe ich eine Weile gestillt. Aber dann bekam ich einen *Knoten* in der einen Brust. Es tat sehr weh und fühlte sich heiß an. Ich rief meinen Arzt an, und er sagte, daß ich sofort mit dem Stillen auf der Seite aufhören sollte, sonst könne das Baby krank werden. Das war wahrscheinlich richtig, denn es wurde nur schlimmer. Ich bekam Fieber, mußte Penicillin einnehmen und ganz mit dem Stillen aufhören.»
Der Knoten, den sie gefühlt hatte, war wahrscheinlich ein verstopfter Milchkanal. Es war jedoch falsch, das Kind nicht mehr zu stillen; wenn sie dem Kind statt dessen häufiger *diese* Brust gegeben hätte, dann hätte sich die Verstopfung gelöst, und das Problem hätte sich von allein erledigt, ohne für Mutter und Kind gefährlich zu werden.

«Meine Freundin hat so *zugenommen*, während sie stillte und hat noch nichts wieder von diesem Gewicht verloren. Ich wollte nicht, daß mir dasselbe passiert.»
Die Freundin hatte wahrscheinlich schon während der Schwangerschaft zuviel zugenommen. Für zwei zu essen ist während der Stillzeit genauso verkehrt wie während der Schwangerschaft. Mit vernünftiger und gesunder Ernährung ist es sogar leichter als sonst, während der Schwangerschaft und der Stillperiode Extrapfunde zu verlieren.

«Ich war immer *müde*, obgleich meine Mutter gekommen war, um uns mit dem Baby zu helfen. Ich schaffte wirklich überhaupt nichts mehr, und ich bin sowieso nicht sehr kräftig. Das Baby schrie so viel, und Mutter meinte, daß es nicht genug von mir bekäme, und so machte sie ihm eine Flasche. Es schien dann besser zu gehen, und ich bin wahrscheinlich auch zu schwach, um zu stillen. Auf jeden Fall blieb die Milch gleich weg. Und so hatte Mutter wohl doch recht gehabt.»

Nein, Mutter hat gar nicht recht gehabt! Daß die junge Mutter müde war und sich schwach und unsicher fühlte, ist nur eine sehr normale Folge der Geburt und geschieht häufig während des Wochenbetts. Es war gut gemeint, aber verkehrt von der Mutter, die Versorgung des Enkels zu übernehmen. Ihre Tochter fühlte sich hilflos, und die Ernährung mit der Flasche hatte zur Folge, daß die Milch wegblieb. In diesem Fall wäre es für die Familie besser gewesen, wenn man Mutter nach Hause geschickt und die Dinge selbst in die Hand genommen hätte. Mutter hätte allerdings eine echte Hilfe sein können, wenn sie ihrer Tochter das Baby überlassen und selbst den Haushalt übernommen hätte. Ein Lob hin und wieder hätte das Selbstvertrauen der jungen Frau enorm stärken und bewirken können, daß die Milch reichlicher floß.

«Ich hatte vor *Brustkrebs* Angst.»
Das genau ist falsch. Untersuchungen haben gezeigt, daß Frauen, die gestillt haben, weniger häufig Brustkrebs bekommen als die, die nicht gestillt haben.

«Wir mußten an unseren anderen kleinen Sohn denken. Ich habe ihn auch nicht gestillt, und er ist so nervös und übermäßig lebhaft. Es wird schon schwierig genug für ihn sein, wenn ich zur Entbindung im Krankenhaus bin. Wenn ich dann wieder zu Hause bin, dann möchte ich meine ganze Zeit mit ihm verbringen, damit er nicht eifersüchtig sein muß. Für den Anfang werden wir eine Säuglingsschwester für das Baby haben.»
Natürlich ist es richtig, daß sie Zeit für ihren Ältesten haben will; es sieht so aus, als ob er das wirklich braucht. Aber ist sie nicht gerade dabei, den gleichen Fehler noch einmal zu machen, nämlich die Pflege des Babys jemand anderem zu überlassen, anstatt sie von Anfang an selbst zu übernehmen? Wenn sie ihren älteren Sohn von Geburt an gestillt, selbst versorgt und oft im Arm gehalten hätte, dann wäre er wahrscheinlich nicht so nervös und unruhig, wie er ihr jetzt vorkommt. Und die paar Tage Trennung, wenn die Mutter im Krankenhaus ist, hätten ihm auch nicht geschadet. Ein Kind, das seine Mutter ganz für sich gehabt hat, als es klein war, wird schneller frei und unabhängig. Es wird beinahe unvermeidlich sein, daß der Sohn dieser Frau auf das Baby eifersüchtig wird; das ist aus der ganzen Situation heraus zu erwarten. Wenn

sie sich ganz auf ihren Großen einstellt und das Kleine ignoriert, kann sie nur falsche Hoffnungen in ihm erwecken: «Das Baby ist nicht so wichtig; es gehört nicht so zu Mami wie ich; vielleicht wird es wieder verschwinden», und das wird nur zu größeren Enttäuschungen führen und später zu größerer Eifersucht. Außerdem kann er gewisse Parallelen ziehen: «Hat Mami auch so für mich gesorgt, als ich geboren war?» Es wäre besser, wenn sie ihrem Sohn sagen würde, daß das neue Baby ihr Leben etwas verändern wird; gleichzeitig sollte sie ihm helfen, sich daran zu gewöhnen. Vielleicht könnte sie ihm eine Puppe geben, wenn sie aus dem Krankenhaus nach Hause kommt. Dann hätten sie beide ein Baby. Er könnte seine Puppe in der Badewanne des kleinen Bruders baden, könnte seinen Puder benutzen usw. Es gibt tausend Gelegenheiten für spielerische Erklärungen und fröhliches Zusammensein mit dem Baby. Wenn sie das Baby stillt, dann muß sie häufig während des Tages sitzen. Dann hat sie einen Arm frei für ihren Ältesten, und er könnte mit seiner Puppe und einem Buch neben sie auf die Couch klettern, und sie könnten zusammen singen oder lesen. Er würde auf diese Weise noch viel von der Wärme bekommen, die er vermissen mußte, als er selbst ganz klein war. Und dazu ist es nie zu spät.

«Er war so winzig, als er geboren wurde. Er mußte wochenlang in einem *Brutkasten* liegen. Ich konnte nicht stillen.»
Natürlich hätte sie können. Sie hätte die Milchpumpe anlegen können, um die Milchproduktion in Gang zu bringen. Vielleicht hätte sie die Milch für ihr Kind in der Klinik abgeben und beim Füttern helfen können und wäre sich so weniger hilflos vorgekommen. Und als der Sohn schließlich alt genug war, um gestillt zu werden, da wäre die Wärme und Verbundenheit mit der Mutter während des Stillens für ihn sicher genauso wichtig gewesen wie der reine Nährwert der Muttermilch.

«Als ich mein erstes Kind stillte, bekam ich eine *Brustentzündung*. Das war so schrecklich. Ich wollte das auf keinen Fall noch einmal erleben.»
Was für eine Entzündung war es? Sicher wäre die Entzündung bei richtiger Behandlung nicht so schlimm geworden; außerdem gibt es keinen Grund anzunehmen, daß es mit dem zweiten Kind wieder passiert wäre.

«Nein, ich habe niemals ernsthaft ans Stillen gedacht. Mein Mann und ich, wir sehen uns mehr als Intellektuelle, und heute gibt es doch so viele *gute Ersatzmittel*. Auf jeden Fall haben unsere Kinder nicht darunter gelitten.»
Die Ansicht, daß Stillen zu einer intellektuellen Frau nicht paßt, ist albern und altmodisch. Früher war es ein Zeichen von Zugehörigkeit zu der oberen Gesellschaftsschicht, eine Amme für die Kinder haben, statt sie selbst zu stillen. Diese Kinder bekamen wenigstens Muttermilch! Und wie kann diese Frau einfach behaupten, daß ihre Kinder niemals darunter gelitten hätten, daß sie nicht gestillt wurden.

«Die Kinderschwester auf der Mütterstation sagte mir, daß ich *nicht genug Milch* hätte. Es hätte sich einfach nicht gelohnt. So bekam ich die Spritze und gab dem Kind die Flasche.»
Das Urteil der Schwester, was die Milchproduktion angeht, war etwas voreilig. Die Milch hatte sich noch kaum einstellen können, und die Mutter hätte sicher genug gehabt, wenn man sie hätte weiter stillen lassen.

«Ich wollte nach sechs Wochen wieder *arbeiten*. Ich glaubte einfach nicht, daß sich die Mühe lohnen würde.»
Sicherlich hätte sie es einrichten können, etwas länger zu Hause zu bleiben. Aber selbst sechs Wochen Muttermilch hätten dem Kind einen guten Start gegeben. Und als sie wieder anfing zu arbeiten, hätte sie das Kind während der Stunden stillen können, die sie zu Hause war. Die Trennung wäre so für beide leichter gewesen, und bei all dem, was sie sowieso zu tun hatte, wäre es einfacher gewesen zu stillen, als die Ersatznahrung zuzubereiten, Flaschen zu sterilisieren usw.

«Mein Arzt meint, daß ich viel *zu nervös* bin, um zu stillen. Wenn man zu nervös ist, dann hat man sowieso nicht genug Milch, und so redete er es mir aus.»
Nervosität selbst hat nichts mit der Milchproduktion zu tun. Die Milchmenge kann nur davon beeinflußt werden, wenn man aus der Sorge heraus, nicht genug Milch zu haben, nervös wird.

«Du lieber Himmel, wie *widerlich*! Wir sind doch keine Kühe! Es ist schon erniedrigend genug, schwanger zu sein. Gott, wie man aussieht! Ich werde so froh sein, wenn das Kind endlich draußen ist, und ich meinen Körper wieder für mich habe.»
Die Frau, die so reagierte, zählt sich zu der sogenannten «gebildeten Schicht». Ich kann mich nur fragen, wie sie bei einer so negativen Einstellung zu ihrem Körper überhaupt schwanger geworden ist!

«Meine *Brustwarzen* sind zu *flach*. Das Kind hätte niemals richtig saugen können.»
Mit etwas Massage und vielleicht einer Milchpumpe hätten die Brustwarzen schon während der Schwangerschaft etwas herausgezogen werden können. Mit ein bißchen Geduld und Hilfe hätte ein Baby normalerweise keine Schwierigkeiten gehabt.

«Meine Milch ist *zu dünn*. Sie ist nicht nahrhaft genug für meinen Jungen. Und ich hatte gerade gedacht, daß alles so gut klappte. Er trank so gut, war immer zufrieden und schlief die Nacht durch. Aber als er zwei Monate alt war und ich ihn zum Arzt brachte, hatte er nicht genug zugenommen. Und ich hatte ihm auch nichts zugefüttert. Er war mit mir immer völlig zufrieden gewesen. Die Kinderärztin fragte, ob ich viel Saft und ähnliches tränke. Ja, das tat ich wahrscheinlich. Dann sollte ich etwas Muttermilch in meine hohle Hand drücken, und ich konnte sehen, wie dünn und wäßrig sie aussah. Sicherlich nicht nahrhaft genug. Und ich hatte mich schon so lange auf die Stillzeit gefreut. Eine Zeitlang versuchte ich, ihn nur ein paar Minuten zu stillen, bevor ich ihm die Flasche gab, und dann pumpte ich den Rest der Milch in den Ausguß. Sie war nicht gut genug, um für ihn aufbewahrt zu werden. Ich pumpte nur, damit meine Milch nicht völlig wegblieb. Und ich trank auch weniger Saft in der Hoffnung, daß meine Milch dicker werden würde. Aber es war soviel Mühe, und ich war so deprimiert und fühlte mich unzulänglich, so daß die Flasche letzten Endes doch den Sieg davontrug.»
Eine traurige Geschichte. Die Kinderärztin, eine Freundin von mir, wußte einfach nicht genug über das Stillen. Sie selbst hatte ihre eigenen Kinder nicht gestillt. Es lag nur an dem Kind selbst,

daß es nicht so schnell zunahm, wie es ihrer Meinung nach sollte. Heute ist der Junge zehn Jahre alt und wiegt immer noch weniger als die meisten seiner Freunde. Er ist groß und dünn, immer aktiv und ein begeisterter Sportler. Die Behauptung, daß man seine Milch durch das Trinken von zuviel Saft «verwässern» kann, ist Unsinn. Wenn man zuviel trinkt, dann werden die Nieren den Überfluß verarbeiten, und man muß lediglich häufiger zur Toilette gehen. Es stimmt, daß die Milch wäßrig aussieht. Die ersten Tropfen sehen immer ein bißchen dünn und bläulich aus. Wenn der jungen Mutter erlaubt gewesen wäre, etwas mehr Milch herauszudrücken, dann hätte ihre Milch dick wie Sahne ausgesehen. Die fetthaltige Muttermilch fließt erst eine Weile, nachdem das Saugen begonnen hat, aber die Kinderärztin wußte das nicht.

Ich könnte noch mehr Beispiele anführen, aber ich glaube, sie reichen wirklich aus, um einen Einblick zu bekommen, welche verwirrenden Meinungen unglücklicherweise bei Eltern und Medizinern vorherrschen. Es überrascht kaum, daß viele junge Mütter nicht wissen, was sie tun sollen, daß sie unsicher und voller Zweifel sind und glauben, daß die Milch, falls mit dem Stillen im Krankenhaus überhaupt begonnen wurde, bald wegbleiben wird, wenn sie nach Hause kommen. Es fehlen Informationen und Ermutigungen. Ich hoffe, daß mein Buch einige dieser Mißverständnisse klären kann und bewirkt, daß wir Frauen sicherer werden und weniger an uns selbst zweifeln.

Natürlich *können* wir stillen. Es gibt nicht den geringsten Grund, warum es nicht möglich sein sollte. Frauen aller Zeitalter haben gestillt – Frauen mit kleinen Brüsten, Frauen mit großen Brüsten, Frauen mit runden Brustwarzen, Frauen mit breiten oder mit flachen Brustwarzen und Frauen, die nahezu keinen Busen hatten. Frauen haben mit beiden Brüsten gestillt oder nur mit einer. Frauen, die niemals selbst ein Kind geboren haben, die niemals schwanger gewesen sind, haben in seltenen Fällen ihre adoptierten Babies stillen können. Großmütter, die viele, viele Jahre nicht gestillt hatten, haben ihre Enkel in Hungersnöten stillen können. Wenn Frauen nicht gestillt hätten, dann wären ganze Völker ausgestorben. In den unterentwickelten Ländern steigt die Kindersterblichkeitsrate erschreckend an, wenn dem Kind statt Muttermilch Ersatznahrung gegeben wird. Nicht weil die Ersatznahrung nicht gut ist, sondern weil die sozialen, hygienischen und kulturellen Voraussetzungen für diese Art der Säuglingsernährung nicht vorhanden sind. Mit ihrer Brust jedoch kann jede Frau ihr Kind völlig richtig ernähren. Wenn ein Kind geboren wird, dann produzieren die Brustdrüsen seiner Mutter Milch – Milch in der richtigen Menge, Temperatur und Zusammensetzung für genau dieses Kind. Warum soll man kompliziert machen, was so natürlich und einfach ist? Warum sollten wir unseren eigenen Körpern nicht mehr vertrauen? Und mit dieser Einstellung wollen wir einstweilen die Frage «Stillen oder nicht?» einfach übergehen und es statt dessen als selbstverständlich annehmen, daß wir unsere Kinder stillen. Zur Vorbereitung wollen wir soviel wie möglich über das Stillen lernen.

Warum stillen?

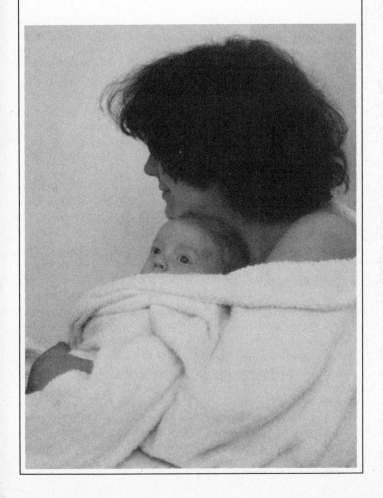

Wir stillen, weil es einfacher ist, sicherer, billiger, angenehmer für die Mutter, entspannend für den Vater und physisch und psychisch besser für das Kind. Diese sieben Punkte werden nun einzeln abgehandelt.

Stillen ist einfacher

Diese Behauptung ist richtig, zumindest sobald du mit den Anfangsschwierigkeiten fertig geworden bist wie übervolle, nässende Brüste, flache Brustwarzen (Schlupfwarzen), empfindliche, geschwollene und wunde Brüste. All dies kann eine junge Mutter sehr quälen. Aber laß dich nicht entmutigen! Beinahe jede von uns hat zu Beginn der Stillzeit irgendwelche Schwierigkeiten, aber glaub mir, das geht vorbei. Wenn du nur ein paar Tage länger weitermachst, dann wird es viel leichter. Wenn du stillst, brauchst du nur dich selbst und natürlich das Baby. Du brauchst keine Flaschen, Sauger, Sterilisationsausrüstung, Siebe, Trichter und Meßbecher, keine Dosen, Kartons, keinen Platz im Einkaufskorb, in Fächern und Kühlschrank.

Die Babynahrung muß nicht nach Hause gebracht, nicht weggeräumt, herausgeholt, zubereitet, sterilisiert, in Flaschen gefüllt, gekühlt und aufgewärmt werden. Sie ist immer fertig, wenn sie gebraucht wird. Du brauchst nur das Baby hochzunehmen und es an die Brust legen. Die Zeit, die wir durch das Stillen gewinnen, können wir für uns selbst verwenden, zum Lesen, Schreiben, Arbeiten, Malen, Nähen, Lernen, Fernsehen, Sonnen oder zum Telefonieren mit Freunden.

Deine Brust steht dem Baby 24 Stunden am Tag zu Verfügung. Nachts brauchst du es nur ins eigene Bett zu holen und ihm die Brust zu geben; du wartest nicht in der kalten Küche, daß die Flasche warm wird, während das Kleine so laut schreit, daß das ganze Haus wach wird.

Die Muttermilch ist immer vorhanden. Sogar während der Tage, an denen das Baby sehr reizbar ist, nur dauernd trinken will und sich trotzdem nicht beruhigt, werden die Brüste nie ganz leer. Der Körper der Mutter produziert ständig neue Milch, und je mehr das Kind trinkt, desto mehr Milch wird produziert. Deswegen ist es auch ganz unnötig, daß du nach der Mahlzeit des Kindes abpumpst, damit «die Brüste auch ganz leer sind». Während der Stillzeit gibt es keine «ganz leere Brust».

Diese Milch kann man nie zu Hause vergessen. Sie ist überall da, wo du auch selbst bist: beim Besuch bei Freunden, im Laden, im Bus, am Strand, im Taxi, beim Kinderarzt, im Kino. Jetzt denkst du wahrscheinlich: «Das geht zu weit! Sicher ist es einfach, aber nur, wenn man das Baby die ganze Zeit dabeihaben *möchte*. Da gibt es Grenzen. Ich würde gern hin und wieder allein ausgehen, und wir wollen das Baby ganz sicher nicht mit ins Kino nehmen.» Natürlich bindet das Stillen des Kindes die Mutter mehr an, als wenn es die Flasche bekäme. Schließlich kann nur die Mutter ihm die Brust geben, aber jeder ihm die Flasche. Aber ein Säugling bindet seine Mutter immer an. Welche Eltern würden heute die Pflege ihrer Kinder voll anderen Leuten überlassen? Wir wollen doch bestimmt so häufig wie möglich mit unseren Kindern zusammen sein. Solange das der Fall ist, können wir uns doch das tägliche Leben durch das Stillen so einfach wie möglich machen. Stillen muß uns auch nicht Tag und Nacht an das Baby binden. Wenn du fortgehen mußt oder hin und wieder ohne das Baby ausgehen möchtest, dann wird es gut mit einer oder mehreren Flaschenmahlzeiten auskommen. Wenn du ausgehen willst, kannst du die eigene Milch herauspumpen und sie in der Flasche bei dem Babysitter lassen.

Du mußt selbst entscheiden, ob du das Baby mit ins Kino nehmen möchtest. In den USA scheinen heute viele Eltern ihre Kinder überallhin mitzunehmen, zu Gesellschaften, ins Theater, ins Restaurant, zum Kegeln, Bootfahren, zu Vorträgen, zum Tanzen, Tennis, in die Oper, in Museen, zu Fußballspielen – und niemand leidet darunter. Und manchmal ist es wirklich einfacher, wenn man das Kind mitnehmen kann. Wenn du sehr gern einen bestimmten Film sehen möchtest, keinen Babysitter finden oder dir keinen leisten kannst, dann wäre es doch sicher besser, mit dem Kind im Arm auszugehen, als zu Hause zu bleiben und sich selbst leid zu tun. Wenn das Kind im Kino schreit, dann ist gleich fertige Milch da und die beruhigende Wärme der Mutter. «Aber was werden die Leute denken?» Laß sie denken, was sie wollen. Wenn mehr Eltern ihre Kinder mitnehmen würden, wenn sie ausgehen, dann würde es bald für alle leichter werden. Kinder brauchen ihre Eltern. Wenn man seine Aufgabe als Eltern gut erfüllen will, dann muß man in der Lage sein, sein eigenes Leben als Erwachsener weiterzuführen, auch mit den Kindern. Die Gesellschaft braucht Kinder und kann deshalb nicht verlangen, daß junge Eltern sich in ihren Wohnungen verkriechen, bis die Kinder älter geworden sind. Die Gesellschaft muß lernen, Kinder zu akzeptieren, gerne anzunehmen und diejenigen zu unterstützen und denjenigen zu helfen, die die Verantwortung auf sich genommen haben, die neuen Bürger aufzuziehen.

Die meisten Frauen arbeiten heutzutage, und in vielen Ländern steht der jungen Mutter nach der Geburt des Kindes ein sogenannter «Mutterurlaub» zu. Das ist gut, kann aber auch Probleme mit sich bringen. Denn für den, der seinen Beruf liebt, können die Monate zu Hause lang vorkommen und für diejenigen ein unüberwindliches Hindernis darstellen, die eine Karriere verfolgen und den Männern auf der Arbeitsstelle ebenbürtig bleiben müssen. Dieselbe Zeit ist für das Kind wiederum viel zu kurz, und die Stillzeit muß oft frühzeitig abgebrochen werden, wenn die Mutter ihre Arbeit wieder aufnimmt und das Kind der Pflege anderer überlassen muß. Das bedeutet, daß viele berufstätige Frauen einerseits anfangen, sich nach ihrem Beruf zu sehnen, nach ihrem Arbeitsplatz und den Kollegen. Sie werden unzufrieden als Hausfrauen, sind enttäuscht und gelangweilt in ihrer Rolle als Mutter, andererseits haben sie ein schlechtes Gewissen, wenn sie dann schließlich in ihren Beruf zurückgehen und ihr Baby der Pflege von jemand anderem überlassen müssen. Dazu kommt die tägliche Belastung, die das Bringen und Abholen der Kinder von der Kinderkrippe mit sich bringt. Zu viele von uns kennen diese Probleme, und es sind immer noch die Frauen, die darunter am meisten leiden, physisch und psychisch. Selbst wenn der Mann meint, die Elternverantwortung voll zu teilen, er der Ansicht ist, daß man sich die Hausarbeit teilt und im Prinzip für die vollkommene Gleichberechtigung der Geschlechter eintritt, so hat er trotzdem selten das bohrend schlechte Gewissen, das die Frau hat, wenn sie ihr kleines schreiendes Kind zurücklassen muß. Es gibt außerdem noch nicht einmal genug Kinderkrippen, so daß viele Frauen aus praktischen

Gründen ihrem Beruf nicht weiter nachgehen können. Welcher Vater steht schon vor der Entscheidung: Haushalt und Kind oder Beruf?

Für diese Probleme brauchen wir Lösungen. Wichtig ist, mehr Kinderkrippen einzurichten. Ein längerer Mutterschaftsurlaub wäre eine andere Möglichkeit, aber dies würde die Chancen der Frau auf dem Arbeitsmarkt weiter verringern. Der bis jetzt beste Vorschlag scheint mir die Einführung eine Sechs-Stunden-Arbeitstages für jeden zu sein, verbunden mit einem flexibleren Mutterschaftsurlaub von vielleicht einem Jahr. Wir könnten dann selbst entscheiden, wie lange wir vollzeitig zu Hause bleiben und wann wir wieder an unseren Arbeitsplatz zurückkehren wollen, vielleicht anfangs auf Teilzeitbasis. In Schweden hat der Vater Anspruch auf einen Vaterschaftsurlaub von zehn Tagen bei der Geburt seines Kindes. Außerdem hat jeder Mann das Recht, bis zum achten Lebensjahr seines Kindes, bis zu 60 Tagen jährlich, die Pflege des Kindes zu übernehmen. 1974 hatten nur ein Prozent der jungen Väter von dem damals wesentlich weniger großzügigen Vaterschaftsurlaub Gebrauch gemacht. Heute, 1980, ist es schon viel selbstverständlicher geworden, daß auch Männer kleine Kinder haben, bei denen sie hin und wieder zu Hause bleiben müssen. Überhaupt finde ich, daß Kinder und Eltern nicht so häufig voneinander getrennt sein sollten, wie es heute der Fall ist. Ist es nicht unnötig, daß unsere Arbeitswelt unsere Kinder vollständig ausschließt? Warum sollte man nicht einen Babysitter einstellen und einen Raum für die Kinder am Arbeitsplatz selbst einrichten können. Dann müßten wir unsere Kinder nicht zurücklassen. Statt dessen könnten wir gemeinsam zur Arbeit gehen, wären am gleichen Ort, könnten uns treffen, das Kind stillen, zusammen essen und zusammen nach Hause gehen. Solch ein System würde Zeit und Nerven sparen und wahrscheinlich, auf lange Sicht gesehen, auch Geld. Viele große Firmen haben schon Tagesstätten für Kinder eingerichtet, aber auch eine kleine Firma könnte sicher mit etwas Phantasie und gutem Willen etwas Ähnliches einrichten. Denke zum Beispiel an deinen Arbeitsplatz oder den deines Mannes. Was gibt es da für Möglichkeiten? Was für eine gute Lösung wäre das außerdem doch für Familien, in denen ein Elternteil allein für das Kind sorgen muß. Leben die Eltern zusammen, dann hätte man sogar eine Wahlmöglichkeit: solange das Kind gestillt wird, könnte die Mutter es zu ihrer Arbeitsstelle mitnehmen, später wäre vielleicht Vaters günstiger. Viele Frauen würden viel konzentrierter arbeiten, wenn sie die Sorge um das Wohl der Kinder nicht belastete, sondern sie die Möglichkeit hätten, zu jeder Zeit schnell bei ihrem Kind sein zu können.

Ein *Sechs-Stunden-Arbeitstag* für jeden würde die Gleichberechtigung der Geschlechter unterstützen, würde die Freizeit für Eltern und Kinder verlängern und würde die Zahl der Arbeitsplätze vergrößern, so daß mehr Frauen aktiv an der Berufswelt teilnehmen könnten, ohne ihr Heim zu vernachlässigen.

Heute Frau zu sein bedeutet, viele verschiedene Pflichten gleichzeitig zu erledigen. Wir wollen uns nicht damit abfinden, uns deprimiert und überfordert zu fühlen, sondern wir wollen einander helfen, die Gesellschaftsstruktur so zu verändern, daß wir in Harmonie mit uns selbst leben können: Als erwachsene Mütter, die auch vielleicht einem Beruf nachgehen können, und sich immer ihrer großartigen Vielseitigkeit erfreuen können.

Stillen ist sicherer

Du kannst einfach keine Fehler machen, wenn du stillst. Muttermilch ist genau richtig für das Kind; du kannst sie nicht verderben, indem du zum Beispiel Vitamine durch Kochen zerstörst, sie verkehrt zusammenmischst, so daß sie zu fett oder zu mager ist. Zuviel Eiweiß und zuwenig Kohlehydrate hat. So wie sie ist, ist die Muttermilch immer richtig. Sie ist immer frisch, sauber und keimfrei. Sie kann nicht stehen und sauer werden oder mit Bakterien versetzt werden. Der «Behälter» für die Muttermilch kann niemals unsauber oder verkehrt sterilisiert worden sein. Die Löcher im «Sauger» können nicht zu groß oder zu klein sein. Muttermilch kann niemals zu heiß oder zu kalt angeboten werden, die Temperatur ist immer richtig. Du kannst beim Wiegen und Ausrechnen keine Fehler machen und dadurch zuviel oder zuwenig füttern, denn der Bedarf des Kindes und der Körper der Mutter werden die Milchzufuhr richtig regeln. Stillen ist sicherer, einfach weil du nicht die Fehler machen kannst, die dir beim Zubereiten der Flasche unterlaufen können.

Zwar ist es heute nicht mehr notwendig, die Babynahrung aus den Grundbestandteilen selbst zuzubereiten; du kannst unter vielen Firmen wählen, die ihre spezielle Babynahrung so beredt anpreisen. Aber woher weißt du, welche die beste ist? Du kannst nicht alle Marken ausprobieren. Und so wählst du gewöhnlich eine, die vom Krankenhaus empfohlen wurde. Im Verlauf meiner Ausbildung empfahlen wir nicht weniger als fünf verschiedene Produkte, immer mit derselben Überzeugung. Es kam immer darauf an, welche Firma dem Krankenhaus gerade das beste Angebot machte. Gerade wenn man das Krankenhaus verlassen soll, kommt ja die große Unruhe. «Wie werde ich das alles zu Hause schaffen? Ob meine Milch reichen wird? Es wäre doch gut, eine Reserve zu haben!» Hier ein kleiner Vorschlag von mir: Wenn du erst zu Hause bist, machst du dir deine eigene Reserve. Schaff dir schon vorher ein oder zwei Eiswürfeltabletts an, die für größere, einzelne Eiswürfel gedacht sind. Im Laufe der ersten Tage füllst du diese Behälter mit deiner eigenen Milch. Nachdem das Kind gestillt ist, pumpst du mit der Hand noch einige Tropfen in den Behälter der gerade an der Reihe ist. Auch die Milch, die von der anderen Seite beim Stillen abtropft, kannst du aufbewahren. Zwischen den Mahlzeiten des Kindes stellst du die Milch einfach in den Eisschrank und füllst beim nächsten Stillen nach. Deine Milch hält sich 24 Stunden im Eisschrank. Nachdem der Behälter voll ist, bedeckst du ihn mit einer Frischhaltefolie und stellst ihn auf das Tablett in den Gefrierschrank. Du kannst das Tablett markieren, damit du weißt, wo die jeweils frischeste Milch steht. Muttermilch hält sich gefroren etwa 3 Monate. Wenn man ein oder zwei solcher Tabletts in Reserve hat, dann braucht man sich keine Sorgen zu machen, ob immer genug Milch da ist. Es ist völlig unnötig, Ersatznahrung und Flaschen im Haus zu haben – Vater, Oma oder Babysitter kann einfach je nach Bedarf ein oder zwei Milchstückchen aus der Gefriertruhe herausholen, sie im Behälter in warmes Wasser stellen und, wenn sie geschmolzen ist, die Milch mit einem kleinen Löffel dem Kind geben. Du füllst deine Reserve immer wieder nach!

Die industriell hergestellte Säuglingsnahrung gibt es als Pulver, als Flüssigkeit, in Dosen oder schon in Portionsmengen für je eine Mahlzeit. Wenn du die Gebrauchsanweisung auf der Packung befolgst, zum Beispiel soundsoviel Pulver mit einer bestimmten

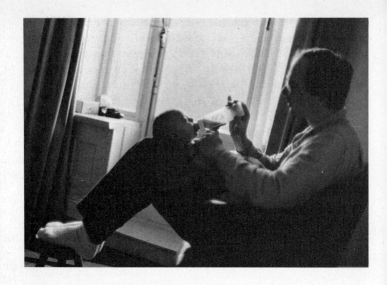

Wassermenge von einer bestimmten Temperatur mischst, dann kannst du nicht viel verkehrt machen. Und doch, wie oft passiert es, daß eine Mutter zum Arzt kommt, weil sie die Gebrauchsanweisung falsch gelesen hat, oder Dinge nur «etwas geändert» hat, daß sie zum Beispiel nur etwas mehr Pulver genommen hat, damit die Mischung «nicht so dünn sei» oder etwas Honig oder Zucker dazugenommen hat, damit «es etwas besser schmeckt» oder Vollmilch benutzt hat, statt des verlangten abgekochten Wassers, «jeder weiß schließlich, daß Milch besser ist als Wasser». Und dann kommen sie an mit den Kindern, denen es wegen falscher Ernährung schlechtgeht.

Aber selbst wenn du die Gebrauchsanweisung genau befolgst, keine Fehler beim Sterilisieren machst, genau die vorgeschriebene Menge zu den vorgeschriebenen Zeiten fütterst – wer kann dafür garantieren, daß das gekaufte Mittel fehlerfrei ist? Häufig müssen Produkte wie Pilze und Thunfisch in Dosen wegen gefährlicher Bakterien vom Markt genommen werden. In den USA las ich in einem Lokalblatt eine Warnung vor einem Haarwaschmittel für Kinder. Es war keine der besser bekannten Marken, wurde aber doch unter zwölf verschiedenen Namen verkauft. Das Mittel war mit Botulismus-Bakterien verseucht und konnte laut Zeitung schwere Augenschäden hervorrufen. Botulismus ist eine Nahrungsmittelvergiftung, die innerhalb einer Woche zum Tod führen kann. Zwar wird nicht jedes Kind sein Haarwaschmittel schlucken, vielleicht nicht einmal das Badewasser, aber wenn die Bakterien ins Auge gelangen, kann dies zur Erblindung führen. In diesem Fall wurde eine Warnung weder durchs Radio noch durchs Fernsehen durchgegeben, und die Notiz in der Zeitung war nur klein. Ich möchte dich nicht ängstigen, sondern nur darauf aufmerksam machen, wie abhängig wir alle von einem anonymen Angebot geworden sind, wie wir gezwungen sind, beinahe blind dem zu trauen, was wir im Laden kaufen und was auf der Packung steht. Was unser Körper für das Kind produziert, kann nicht verkehrt sein; weder wir noch sonst irgend jemand kann da einen Fehler machen. Und das meine ich mit «sicher».

Stillen ist billiger

Stillen ist ganz sicher preiswerter, wenn man die geringen Kosten bedenkt, die durch ein paar Stillbüstenhalter und den größeren Appetit der Mutter entstehen. Ich hätte keine Ahnung gehabt, wie teuer es ist, ein Kind mit künstlicher Babynahrung aufzuziehen, wenn ich nicht eine genaue Kostenaufstellung gelesen hätte, die eine Bekannte gemacht hatte. Du siehst sie vollständig in Tabelle 1.

Tabelle 1
Ausgaben für Kinderernährung in 3 Monaten (Stand Dezember 79)

8	Aletemil I	à DM 13.98	DM 111.84
6	Aletemil II	à DM 13.98	DM 83.88
18	Karottensaft	à DM 1.–	DM 18.–
33	Gemüsebrei	à DM 1.–	DM 33.–
9	Obstbrei	à DM 1.29	DM 11.61
4	Milumil Brei	à DM 2.98	DM 11.92
9	Milton zum Sterilisieren der Flaschen etc.	à DM 5.95	DM 53.55
			DM 323.80

Ein Kind bringt immer unerwartete Ausgaben mit sich. Dieses gilt besonders für das erste Kind, für das alles gekauft werden muß: Kleidung, Bettzeug, Badewanne, Wiege, Bett, Kinderwagen, Hochstuhl, Laufstall, Spielsachen. Selbst wenn du nur das Wichtigste kaufst, wird es teuer. Und es sind meistens die jungen Familien, die selbst finanziell noch nicht auf festen Füßen stehen, die die Babies bekommen. Wie angenehm, wenn du dann wenigstens an den Nahrungskosten sparen kannst. Wie die Tabelle zeigt, sind die Einsparungen beträchtlich. Wenn du stillst, mußt du nicht nur keine Milch und Getreideflocken kaufen, auch die meiste Fertignahrung in Gläsern ist nicht nötig. Als sie fünf Monate alt war, hatte Eva nur dreimal zerdrückte Banane bekommen. Im Alter von sechs Monaten hatte sie auch ein paar Gläser mit Obst und Gemüse bekommen, außerdem frisches Obst und etwas von dem Essen der Familie, und zu dem Zeitpunkt hatte sie ihr Geburtsgewicht schon verdoppelt. Weil sie durch die Muttermilch alle wichtigen Nährstoffe bekam, konnten wir sie mit unserem Essen experimentieren lassen und hatten so keine Extraausgaben.

Stillen ist schöner für die Mutter

Es ist einfach herrlich! Deshalb schreibe ich ja auch dieses Buch, um dich zu ermutigen, es auch so schön zu haben. Meine Erfahrung ist allerdings etwas einseitig, da ich alle meine Kinder gestillt habe. Vielleicht ist es ein genauso warmes und befriedigendes Gefühl, einem Kind die Flasche zu geben. Genau kann ich es nicht wissen, aber ich bezweifle es.

Während eines gemeinsamen Mittagessens während einer Tagung der ICEA (International Childbirth Education Association) in Washington, D. C. vor einigen Jahren hielt ein Kinderarzt einen Vortrag. In seinem Heimatstaat Florida hatte er folgendes Experiment mehrere Monate lang durchgeführt: Mit einem Mikrofon hatte er die Geräusche aufgenommen, die Kinder während des Trinkens machen. Die Kinder waren unterschiedlich alt, vom Frühgeborenen im Brutkasten bis zum Dreijährigen. Einige der Kinder wurden gestillt, andere bekamen die Flasche. Der Arzt spielte das Band ab, bevor er in seinem Vortrag fortfuhr und frag-

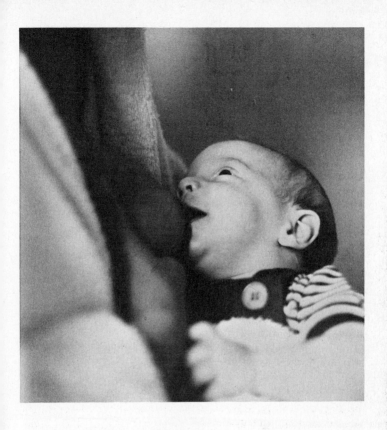

te, ob wir hören könnten, welchen Kindern die Brust und welchen die Flasche gegeben wurde. Es war schwierig, sich auf das eigene Essen zu konzentrieren, während das Band lief, da einem die Geräusche, die das Schlucken begleiteten, plötzlich so bewußt wurden. Man konnte hören, wie die Kinder saugten, wie die Milch in ihren Mund schoß und wie sie schluckten. Einige kriegten die Milch in die verkehrte Kehle und fingen an zu husten. Eins der Kinder bekam Schluckauf. Aber vor allem waren da Töne, die den Raum füllten und die die Zuhörer zum Lächeln brachten, auf eine so schöne und zärtliche Art, daß man sofort die Eltern unter ihnen erkennen konnte, deren Kinder gestillt worden waren. Man hörte Grunzen und Seufzen, Stöhnen und Schnauben, Gurgeln und Quietschen – Geräusche, die gut, entspannend und richtig befriedigend auf die Zuhörer wirkten. Aber nicht alle der aufgenommenen Kinder drückten aus, wie wohl sie sich fühlten. Die Zuhörer vermuteten (und der Arzt bestätigte es), daß nur die Kinder, die gestillt wurden so viele Geräusche beim Trinken machten. Bei den Flaschenkindern konnte man hören, daß sie tranken, aber die Äußerungen des Wohlbehagens fehlten.

Diese Geräusche riefen viele Erinnerungen wach. Unsere kleine Alexandra trank so geräuschvoll, daß ich sie nachts im Gästezimmer stillte, um ihren Vater nicht aufzuwecken. Und Eva! Während ihrer acht Lebensmonate hat sie ein ganzes Repertoire von Tönen aufgestellt. Zur Zeit ist es ein stöhnendes Brummeln, ganz von innen heraus, was die Matratze erzittern läßt. Sie vergräbt ihren dunklen Kopf in die weiche Wärme, hält sich mit ihren winzigen Händchen fest, stößt und zieht und hört sich beinahe unerträglich süß an. Ich habe einen Kloß im Hals, und spüre meine Liebe zu ihr, besonders intensiv. Und ich hatte geglaubt, daß alle Kinder sich beim Trinken so anhören! Um nichts auf der Welt hätte ich auf diese Töne verzichten mögen. Als ich sie zum erstenmal hörte – unsere kleine Catherine war erst ein paar Wochen alt und alles war so unheimlich neu, merkwürdig und schwierig für mich –, war ich sehr glücklich. Ich gab, und sie nahm. Aber sie nahm ganz offensichtlich so gern, was das Geben so schön und wunderbar machte, so daß ich alles, was ich hatte, geben wollte, wenn nötig mich selbst.

Ich nehme an, daß dieses die emotionale Rückwirkung war, von der der Arzt in seinem Vortrag gesprochen hatte. Wenn allein durch des Babys Geräusche des Wohlbefindens beim Stillen die Mutter anfängt, sich glücklich und beruhigt zu fühlen, dann wäre das schon Grund genug zum Stillen. Muttergefühle, Mutterliebe, Mutterglück sind überhaupt nicht so selbstverständlich, wie einen all die süßen Reklamen und hübschen Anzeigen glauben machen wollen. Sie werden nicht mit dem Kind geboren, sondern entstehen und wachsen langsam während des ersten Lebensjahres des Kindes. Alles was diesen Prozeß in Gang bringen und beschleunigen kann, muß unterstützt und gefördert werden. Stillen macht auch stolz. Das Kind ist fröhlich und zufrieden, wächst jeden Tag ein bißchen, und allein der Gedanke, daß das Kind mit der eigenen Milch so gut gedeiht und so gesund ist, erfüllt einen mit Glück und berechtigtem Stolz. Das Kind ist noch sehr Teil von einem selbst. Die Stillzeit erleichtert den Übergang von Schwangerschaft zu Mutterschaft. Obgleich die Nabelschnur nach der Geburt durchtrennt wird und das Kind außerhalb der Mutter ein Lebewesen für sich sein muß, so kann diese Tatsache von der stillenden Mutter leichter akzeptiert werden, weil die Trennung nicht ganz so endgültig ist. Es kann so weder für Mutter noch für Kind ein Trennungstrauma geben, da beide doch noch so abhängig voneinander und sich noch so nah sind.

Aber das Stillen ist für die Frau nicht nur gefühlsmäßig angenehm. Es gibt dabei auch einen echten *körperlichen* Vorteil. Wenn das Kind an der Brust saugt, werden Signale zum Gehirn der Frau gesandt, die bewirken, daß die Hypophyse das Hormon Oxytocin in das Blut ausschüttet. Die glatten Muskeln ziehen sich durch das Oxytocin zusammen. Um die Milchdrüsen der Brust liegt ein glatter Muskel; wenn der Muskel sich zusammenzieht, wird die Milch aus der Drüse gedrückt und dem Kind zugänglich gemacht. Dieses wird der *Let-down-Reflex* genannt. Später, wenn du schon eine Weile gestillt hast, wird das Oxytocin nicht nur bei direktem Kontakt zwischen dem Mund des Babys und der Brust in die Blutbahn gegeben, sondern häufig genügt es, nur das Kind anzuschauen, von ihm zu sprechen oder an es zu denken, und du spürst, wie die Milch austritt. Die Brust kribbelt und spannt. Die Milch, die von den Drüsen ausgeschieden wurde, füllt die Milchkanäle und läßt die Brustwarzen groß und fest werden. Manchmal ist der Let-down-Reflex so stark, daß die Milch buchstäblich aus der Brustwarze herausspritzt und das Kind überhaupt nicht saugen muß, sondern nur immer schlucken kann. Es sind aber nicht nur die glatten Muskeln um die Milchdrüsen, die von der vermehrten Menge Oxytocin beeinflußt werden, sondern alle glatten Muskeln des Körpers wie zum Beispiel auch die Gebärmutter. Denk nur einmal darüber nach, wie wunderbar alles eingerichtet ist. Das Kind wird geboren und dann an die Brust gelegt. Es saugt an der Brustwarze und regt so den Körper der Mutter dazu an, mehr Oxytocin zu produzieren. Dieses wiederum bewirkt, daß sich die Gebärmutter zusammenzieht, die Plazenta sich löst und ausgestoßen wird, die Blutungen eher aufhören und der Blutverlust geringer ist. Daher kommt es, daß in der ersten Zeit nach der Geburt jedes Mal, wenn das Kind an die Brust gelegt wird, die Wochenbettblutungen etwas stärker werden. Du kannst fühlen, wie sich die Gebärmutter zusammenzieht. Manchmal glaube ich, daß es die Kombination von Stillen und gleichzeitigen Nachwehen mit stärkeren Blutungen ist, wodurch negative Gefühle in vielen Müttern hervorgerufen werden, und sie das Stillen aufgeben. Statt dessen solltest du diesen Ablauf positiv betrachten. Sei jedes Mal froh, wenn deine Gebärmutter so auf das Saugen des Babys an der Brust reagiert. Alles funktioniert so, wie es soll. Es ist gut, wenn sich die Gebärmutter zusammenzieht; wir wollen, daß der Wochenfluß herauskommt. Dadurch verkleinert sich das Risiko einer Infektion, und alles heilt schneller.

Um die Milch für das Kind herzustellen, nimmt der Körper von seinen Reserven – wenn du dich mit dem Essen etwas zurückhältst und nicht gerade für zwei ißt. Es ist möglich, durch das Stillen viele Fettpolster zu verlieren, die du dir sonst abhungern und ablaufen müßtest. Es dauert nicht lange, die alte Figur wiederzubekommen, zumindest geht es so viel schneller, als wenn wir nicht stillen würden.

Aber wir sprachen gerade darüber, wie körperlich angenehm das Stillen ist. «Wahrhaftig angenehm mit all den Blutungen und den Krämpfen», wirst du vielleicht denken. Das stimmt. Zu Anfang müssen wir uns damit begnügen, daran zu denken, wie sinnvoll dieses Zusammenziehen der Gebärmutter wirklich ist. Aber die Blutungen werden aufhören. Durch das Stillen kannst du schneller wieder auf die Beine kommen, und der Wochenfluß hört vielleicht schon nach zwei bis vier Wochen auf, anstatt erst nach den fünf bis sechs Wochen, mit denen man sonst rechnen muß. Danach ist es einfach beruhigend und entspannend, wenn sich die Gebärmutter während des Stillens zusammenzieht. Einige Frauen behaupten sogar, daß das angenehme Gefühl, das den Körper dabei durchströmt, dem beim Geschlechtsverkehr ähnlich sei. Tatsächlich zieht sich die Gebärmutter auch beim Geschlechtsverkehr zusammen, wie die Untersuchungen von Masters und Johnson über menschliches Sexualverhalten gezeigt haben. Könnte es möglich sein, daß es genau diese angenehmen Gefühle in Verbindung mit dem Stillen sind, die manche Frauen damit aufhören lassen? Sind das diejenigen, die das Stillen widerlich finden? Vielleicht fühlen sie sich unterbewußt schuldig, irgendwie beschämt, daß es sich so gut anfühlt? Vielleicht meinen sie, daß sie nur bei ihrem Mann diese Gefühle haben sollten? Stillen ist eine sehr *ge-*

fühlsbetonte Angelegenheit, und je mehr wir darüber wissen, desto besser werden wir es mit Selbstbewußtsein und Freude tun. Wir müssen uns kennenlernen, müssen bewußt erleben, was in unseren Körpern während Geschlechtsverkehr, Schwangerschaft, Geburt und Stillzeit vorgeht und damit umgehen lernen. Wir müssen versuchen, unsere eigene Körperlichkeit zu akzeptieren, um uns so gegenseitig besser verstehen zu können und zu helfen.

Der Frau, die das Stillen widerlich findet, wird durch unser Erstaunen und unsere nur dürftig unterdrückte Mißbilligung nicht geholfen. Ihr wird auch nicht wohler, wenn wir ihr versichern, wie köstlich das Stillen sei, oder wenn wir ihr einen Vortrag über unnötige, unterbewußte Schuldgefühle halten oder eine Lobeshymne singen auf das durch Oxytocin hervorgerufene Zusammenziehen der Gebärmutter. Sie wird es immer noch widerlich finden. Es wäre für sie wahrscheinlich besser, wenn sie uns sagen könnte, warum sie das Stillen so unangenehm findet. Vielleicht ist der Grund nur eine wunde Brustwarze oder eine dauernd nässende Brust, und wir können ihr da praktische Ratschläge geben. Vielleicht liegt das Unbehagen tiefer, und sie muß einfach mal über sich, über ihr Verhältnis zu dem Vater des Kindes und seine Einstellung zum Stillen, über ihre Gefühle zum Kind sprechen. Sie sollte die Möglichkeit haben sich zu äußern, ohne befürchten zu müssen, daß sie kritisiert oder zurechtgewiesen wird. Wenn sie das Stillen wirklich ablehnt, dann wäre es wahrscheinlich ein Fehler, sie weiterhin dazu zu ermutigen. In dem Fall wäre es besser, und würde zur Harmonie der ganzen Familie beitragen, wenn sie mit dem Stillen aufhörte, und wir sollten ihr dabei helfen. Sie braucht praktische Hilfe, aber auch moralische Unterstützung, damit die Entscheidung, mit dem Stillen aufzuhören, nach gründlicher Überlegung getroffen wird. Diese Entscheidung darf nicht zu schlechtem Gewissen und Minderwertigkeitskomplexen führen, sondern soll eine schwierige Situation vereinfachen. Frauen können einander auf so viele Weise helfen, und besonders die neue Mutter braucht sehr viel Unterstützung und Verständnis. Die La Leche League (s. Anhang) und ähnliche Organisationen in der ganzen Welt zeigen einen Weg, wie man sich und einander während der Stillzeit helfen kann. Häufig gibt es niemanden, an den man sich mit seinen Problemen wenden kann. Die Schwierigkeiten scheinen unüberwindbar, wenn du so allein zu Hause sitzt, aber doch nicht wichtig genug, um deshalb den Arzt anzurufen oder aufzusuchen. Und an wen sollst du dich wenden, wenn du mit dem Stillen Schwierigkeiten bekommst? An den Geburtshelfer, die Mütterstation, den Kinderarzt? Irgendwie paßt das Problem mit der Brust nirgendwo hinein. Es interessiert den Geburtshelfer und die Hebamme nicht mehr. Der Kinderarzt wiederum interessiert sich in erster Linie für das Kind und scheint sich häufig eher auf einen bekannten Firmennamen für Babynahrung zu verlassen als auf eine unsichere Mutter. In solchen Augenblicken ist es gut, wenn du mit einer anderen Frau, die schon gestillt hat, sprechen kannst und dich verstanden fühlst.

Stillen ist schöner für den Vater

Es muß doch für den Vater sehr beruhigend sein zu wissen, daß sein Kind die beste Nahrung bekommt. Dann ist es befriedigend, seine Frau so entspannt und glücklich zu sehen. Und schließlich ist der Umgang mit dem Kleinen soviel angenehmer, als wenn es die Flasche bekäme; es braucht nie lange auf seine Mahlzeit zu warten, es bekommt keine Magenbeschwerden und weint deshalb weniger oft. Stillen kann deshalb zu einer harmonischeren und entspannteren Atmosphäre für die ganze Familie beitragen.

Aber könnte es nicht sein, daß die Atmosphäre zwischen Mutter und Kind so harmonisch wird, daß der Vater sich ausgeschlossen oder sogar überflüssig vorkommt? Ich erinnere mich an einen Ehemann in einem meiner Elternkurse, der nicht wollte, daß seine Frau stillt, wenn er nicht auch gleichzeitig die Flasche geben konnte. Er wollte sein Kind auch füttern und wollte wissen, ob es möglich sei, von Anfang an Brust *und* Flasche zu geben. Auf diese Weise könne er jede zweite Fütterung übernehmen. Als ich aber meinte, daß das für eine ausreichende Milchproduktion der Mutter nicht günstig sei, da sollte sie lieber auf das Stillen ganz und gar verzichten, meinte er.

Dabei gibt es außer dem Füttern noch so viele andere Dinge, die ein Mann für sein Baby tun kann. Wenn das Kind weint, kann er zu ihm gehen und nachsehen, was ihm fehlt. Vielleicht ist es gar nicht hungrig, sondern möchte nur Gesellschaft haben. Dann

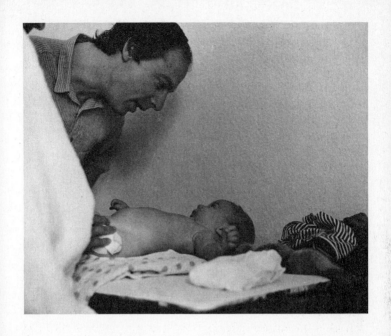

kann er es aufnehmen, es herumtragen, ihm vorsingen oder zu ihm sprechen. Manchmal muß es umgedreht werden, oder seine Bettdecke muß festgestopft werden, oder es will gewiegt werden. Er kann es vor dem Trinken windeln. Wenn das Kind getrunken hat, dann muß es meistens aufstoßen. Man muß es halten, am besten gegen die Schulter lehnen und ihm sanft auf den Rücken klopfen, bis die ganze überflüssige Luft heraus ist. Und es dauert eine ganze Weile, bis es die nötigen zwei oder drei Male aufgestoßen hat. Nachdem Mutter und Kind nach Hause gekommen sind, könnte er die Verantwortung in der Nacht übernehmen. Er kann derjenige sein, der aufsteht, wenn das Kind unruhig wird, kann es windeln, es der Mutter an die Brust legen, es wieder nehmen, wenn es fertig ist und darauf achten, daß es ordentlich sein Bäuerchen macht, damit es wieder einschlafen kann.

In unserem Fall war es tatsächlich so, daß ich Eva in ihren ersten Lebenswochen nur stillte und ihr Vater alles andere tat. Ich erinnere mich besonders an eine Nacht, in der er mit einem sauberen, trockenen und sehr ungeduldigen Baby zu mir kam. Ich gab ihr die Brust, und sie trank. Sobald sie mit dem Trinken fertig war, erschienen seine großen Hände, um sie wieder fortzunehmen – und ich fing an zu weinen! Ich versuchte zu erklären, daß ich mir nur wie eine Art von Milchmaschine vorkam, eine Kuh, die nur zum Säugen gebraucht wird. Ich hatte das Gefühl, daß ich sie nur so einfach halten wollte, sie an mich drücken und riechen. Wie konnte man von mir erwarten, daß ich irgendwelche Muttergefühle entwickelte? Ich war so unglücklich, daß er auch ganz unglücklich wurde, und schließlich weinten wir alle drei – und dann war alles gut. Ich durfte mit ihr schmusen und spielen genau wie er, und Eva gedieh prächtig.

Ein junges Paar, beide sind Psychologen, kam neulich auf die Idee, ob es nicht gut sei, das Baby nach dem Stillen gleich an Vaters nackte Brust zu legen, so daß es sich auch an seine Wärme, seinen Geruch und seinen Herzschlag gewöhnen könne. Ich fand die Idee großartig. Es würde nicht nur *seine* Gefühle dem Kind gegenüber verstärken, sondern dem *Kleinen* noch ein zusätzliches Maß an Sicherheit geben. Eine Frau berichtete uns, wie sie ihre zwei Männer zusammen schlafend fand, den großen ganz an den Rand der Couch gequetscht und den kleinen mitten darauf bequem ausgestreckt oder beide in einem Sessel zusammengerutscht, das Gesicht des Kleinen am Hals des Vaters. Männer können erfindungsreich sein! Manchmal trank Eva so schnell, daß sie schon satt, ihr Saugbedürfnis aber noch nicht befriedigt war. Wir versuchten es mit drei verschiedenen Modellen von Schnullern, aber sie bedachte jedes mit einem entschiedenen «Nein, danke». Ihr Daumen schmeckte so viel besser, nur verlor sie ihn immer wieder. Wenn sie vor Erregung, ihn gefunden zu haben, mit den Armen zappelte, rutschte er ihr wieder aus dem Mund! Schließlich fand ihr Vater einen Platz, der beinahe genauso warm und weich war wie meine Brust: die Innenseite seines Armes gerade oberhalb des Ellenbogens. Und so wanderten sie durch das Haus, und Eva konnte soviel saugen, wie sie wollte. Für beide war es schön, und ihr Vater hatte auf beiden Armen richtige Saugstellen.

Ein Vater erzählte mir, daß er immer mit seinem kleinen Sohn badete. Der Junge hatte wohl vor dem Bad Angst gehabt; er hatte selbst in der winzigen Säuglingswanne wild und unkontrollierbar mit den Armen um sich geschlagen und geschrien. Aber hin und wieder mußte er schließlich gebadet werden. Und so kletterte

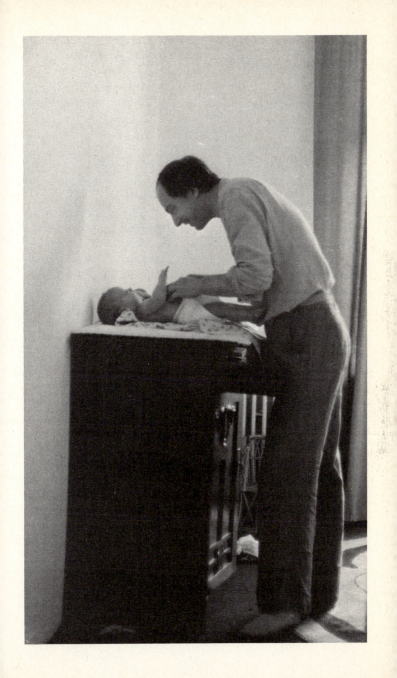

eben der Vater in die große Badewanne und nahm seinen kleinen Sohn mit ins Wasser. Der Kleine fühlte sich sicher – und wurde sauber. Das gemeinsame Bad wurde etwas, worauf sich der Vater schon während seines Arbeitstages freute und wurde für die Familie für viele Monate zur Gewohnheit. Auch eine sanfte Dusche mit dem Baby an eine Schulter gelehnt ist angenehm für den Vater; das Kind ist beruhigt und wird sauber, und der Mutter wird dadurch sehr geholfen.

Es gibt viel, was ein Mann tun kann, um sein Kind kennenzulernen und Freude an ihm zu haben. Alles was er tut, spart seiner Frau Arbeit. Eine Frau, die gerade ein Kind geboren hat, braucht mehr Unterstützung als sie häufig glaubt. Während der Schwangerschaft kann sie praktisch alles tun: Sie kann ihren Arbeitsplatz bis kurz vor der Entbindung ausfüllen, sie kann in Garten und Wohnung arbeiten, sie kann malen, nähen, Fenster putzen. Je aktiver sie ist, um so wohler fühlen sich Mutter und Kind. Es gibt keinen Grund, sich während einer normalen Schwangerschaft besonders zu schonen. Aber nach der Geburt sieht die Sache anders aus. Selbst eine normale Geburt erfordert eine enorme physische und psychische Anpassung an die neue Situation. Die bloße körperliche Anstrengung der Geburt ist gewaltig, und die plötzliche Hormonumstellung hat zur Folge, daß sich selbst die stärkste und selbstbewußteste Frau unsicher fühlt. Jetzt braucht sie jede Hilfe und liebevolle Unterstützung, die sie nur bekommen kann. Dies ist eine Zeit, in der die Mutter selbst bemuttert werden sollte. Die junge Mutter braucht praktisch genausoviel Fürsorge und Zärtlichkeit wie das Neugeborene – und das nicht nur während der ersten Tage oder Wochen. Der Säugling braucht viel, nicht nur Brust und Milch, sondern Wärme, Unterstützung, Sicherheit und Liebe. Um aber geben zu können, muß man auch empfangen dürfen. Jetzt ist die Zeit gekommen, wo der Mann eine Zeitlang der Stärkere sein sollte.

Zu den Eltern in meinen Vorbereitungskursen sage ich immer: Die Mutter wird vor der Geburt vielleicht Berge versetzen wollen, aber hinterher keinen Finger rühren können. Mindestens zwei Wochen nach der Rückkehr aus dem Krankenhaus sollte die junge Mutter nichts anderes tun, als für sich und das Kind zu sorgen: Sie soll es windeln, mit Öl einreiben, stillen und es im Arm halten. Jemand anderes sollte sich dann darum kümmern, daß sie zu essen

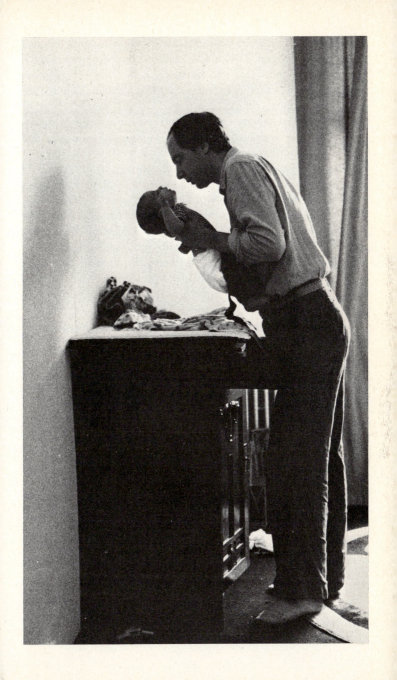

bekommt, daß die Babysachen gewaschen werden, kurz, daß alles andere erledigt wird. Das klingt hart, und ich sehe, wie die künftigen Eltern besorgt sind und hoffen, daß es doch nicht ganz so schlimm werden wird. Aber ich übertreibe nicht. Je mehr du dich nach der Geburt schonst, desto eher bist du wieder du selbst. Nachdem eine Frau einen neuen Menschen zur Welt gebracht hat, sollte sich jede eine Zeitlang wie eine Königin fühlen dürfen und auch so behandelt werden.

Natürlich ist es wunderbar, ein Baby zu haben, großartig, ein Vater zu werden. Aber das kleine Kind wird das ganze Leben verändern. Es verlangt Verantwortungsbewußtsein. Und mit Verantwortung meine ich nicht nur die neue finanzielle Belastung, die schon ein neugeborenes Kind unweigerlich mit sich bringt, sondern mehr noch die Verantwortung für vermehrte Unterstützung und Rücksicht, die Frau und Kind brauchen. Je mehr liebevolles Verständnis und praktische Hilfe der Mann in dieser Zeit aufbringen kann, desto schneller wird er seiner Frau wieder auf die Beine helfen. Es ist nicht leicht für einen Mann, plötzlich so stark und verständnisvoll zu sein, aber es lohnt sich. Und man darf nicht vergessen, daß es sich um Wochen, vielleicht um ein paar Monate handelt, nicht aber um Jahre.

Zu Anfang mag die Vaterschaft vielleicht eine einzige große Enttäuschung sein, was man aber nicht zeigen darf.

«Man wußte ja, daß Neugeborene nicht gerade hübsch sind, aber daß ausgerechnet das eigene so komisch aussehen muß? Und es ist keineswegs das süße, goldige Herzchen, von dem man geträumt und auf das man so lange gewartet hat. Es ist ein kleiner Störenfried, der schreit, daß man verrückt werden könnte. Und fast immer ist es naß, und nicht nur die Windeln. Und wenn es nicht schreit oder naß ist, dann schläft es. Schläft nur und schreit und macht die Windeln voll und schläft... Und die Frau erst? Die kennt man ja kaum wieder. Denk nur, wie süß und frisch und froh sie im Krankenhaus aussah. Aber hier zu Hause? Nur lange Gesichter, Tränen und Komplexe. Das kann doch alles nicht so schwer zu schaffen sein? Selbst hilft man, wo man nur kann. Ist Tag und Nacht bereit. Und wenn man selber glaubt, man könnte vielleicht etwas Liebe bekommen, wenn das Kind endlich eingeschlafen ist, dann ist sie viel zu müde. Will nur schlafen. Scheint die Lust ganz verloren zu

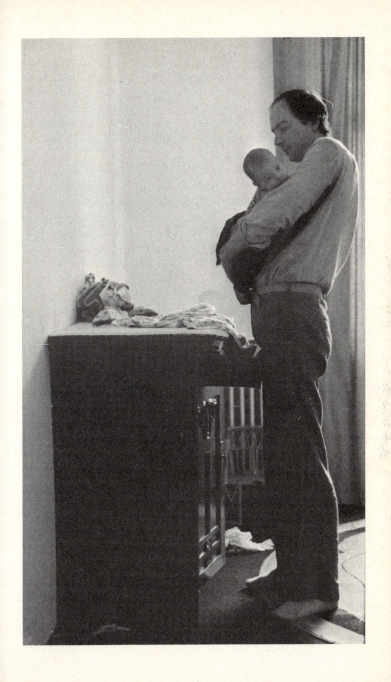

haben. Und gerade jetzt, wo der große Bauch weg ist und man doch schon so lange nicht gedurft hat. Und gut sieht sie auch aus. Schlank und fein mit einem Busen wie die Gina Lollobrigida. Aber das ist ja auch alles nur Betrug – unten blutet sie und ist wund nach der Entbindung, und oben darf man sie nicht anrühren, die Brüste sind empfindlich und naß von der Milch. Wenn nur das Baby nicht so viel brüllen würde und sie nicht so deprimiert wäre...»

Es ist sicher nicht immer leicht, Vater zu werden. Aber glaub mir, es kann nur besser werden. Gerade jetzt darf man sich nicht selbst leid tun. Das wird die Situation nur verschlimmern. Statt dessen soll man versuchen, Freude an dem Kind zu haben und es davon abbringen, zuviel zu schreien. Achte darauf, daß deine Frau soviel Schlaf wie möglich bekommt, sie braucht beinahe soviel wie das Neugeborene. Sage ihr, wie gut sie aussieht. Erwarte nicht zuviel von ihr. Ihr sexuelles Verlangen wird wieder wachsen, wenn sie nicht deprimiert sein muß, weil es wehtut, oder enttäuscht, weil ihr eigentlich noch nicht danach ist. Mit ihrer Liebe zu dir hat das nichts zu tun. Sie liebt dich und das Kind – aber die Natur braucht ihre Zeit.

Vielleicht hat die junge Mutter Angst davor, wieder schwanger zu werden. Wenn die Geburt schwierig war, dann kann der Gedanke an eine neue Schwangerschaft erschreckend sein. Aber selbst eine Frau, die schöne und glückliche Erinnerungen an die Geburt hat, kann den Gedanken an ein nächstes Kind als bedrückend empfinden. Es ist behauptet worden, daß das Stillen selbst eine neue Schwangerschaft verhütet: allerdings gibt es für diese Regel «viele lebendige» Gegenbeweise! Der erste Menstruationszyklus nach der Geburt soll angeblich ohne Eisprung stattfinden, was bedeutet, daß eine Empfängnis nicht möglich ist. Nach der ersten Blutung muß man vorsichtig sein. Aber manchmal ist es schwierig, zwischen einer starken Nachgeburtsblutung und der ersten Menstruationsblutung zu unterscheiden. Wenn du nicht ausprobieren willst, ob das Stillen als Verhütungsmittel funktioniert, dann wäre es ratsam, ein anderes zu benutzen. Die Frage ist, was? Das *Diaphragma* kann erst nach Wochen der Geburt angepaßt werden. Die *Pille* ist keine mögliche Alternativlösung, obgleich sie die bisher zuverlässigste Verhütungsmethode darstellt. Die Hormone können dem Baby echte Schwierigkeiten machen und verhindern, daß weiterhin Milch produziert wird. Außerdem sind die Auswirkungen der Pille noch nicht gründlich genug untersucht worden. Abgesehen von den Meldungen, die die Pille mit Krebs und Thrombosen in Verbindung bringen, kann ich mir einfach nicht vorstellen, daß es für eine Frau gesund sein kann, Monat um Monat und Jahr für Jahr das natürliche hormonale Gleichgewicht ihres Körpers zu verändern.

Das bisher beste Verhütungsmittel ist meiner Meinung nach das Intrauterinpessar (Spirale), das in Form eines T oder einer 7 in die Gebärmutter eingeführt wird und so eine Empfängnis verhindert. Dieses ist angeblich eine uralte Methode der Schwangerschaftsverhütung, – vor Christi Geburt schon führten die Ägypter ein Steinchen in die Gebärmutter ihrer Kamele ein, wenn sie Schwangerschaften verhindern wollten. Fünf bis sechs Wochen nach der Geburt kann die Spirale eingeführt werden. Der Gebärmutterhals läßt sich dann noch leicht dehnen, und die Spirale kann einfach und schmerzlos eingeführt werden. Wenn man stillt und deshalb möglicherweise mehrere Monate lang keine Menstruationsblutungen hat, kann der Uterus sich an den Fremdkörper gewöhnen, und die Blutungen müssen nicht stärker als gewöhnlich sein, wenn sie wieder beginnen. Wenn man kein Risiko eingehen will, kann man *Kondome* benutzen, bis die Spirale eingeführt werden kann und auch noch für eine Weile hinterher. Je länger sich die Spirale in der Gebärmutter befindet, desto zuverlässiger wirkt sie. Es ist gut, vorsichtig zu sein, nicht nur, weil es schwierig sein kann, zwei Kinder zu haben, die im Alter so dicht beieinander liegen, sondern auch, weil die körperliche Belastung sehr groß sein würde. Es gibt viele Kulturen, bei denen sexueller Verkehr während der ganzen Stillzeit tabu ist. Heute gibt es andere Möglichkeiten, aber Rücksicht und Verständnis für die Bedenken der jungen Mutter sind sicherlich notwendig. Behandle sie zartfühlend, so daß sie die starke und sichere Mutter sein kann, die du dir für dein Kind wünschst.

Ich sagte schon, daß es für den Vater entspannender ist, wenn sein Kind gestillt wird: Er wird nicht in letzter Minute im Büro angerufen, damit er auf dem Nachhauseweg Milch vom Geschäft mitbringt; er muß nicht mitten in der Nacht Flaschen warm machen; er muß den Kellner nicht darum bitten, daß die Babynahrung gewärmt wird, während er gleichzeitig die anderen Gäste entschuldigend anlächelt, weil sein Baby schreit, er muß nicht nach der einzigen Drogerie suchen, die Sonntags offen hat, um eine Flasche zu kaufen. Und doch denke ich nicht *daran*, wenn ich sage, daß es für den Vater entspannender ist, wenn seine Frau stillt. In der Lage zu sein, dazusitzen und zuzuschauen, wie die Frau das Kind stillt, zu fühlen, wie reich man geworden ist und wieviel Unterstützung und Sicherheit man diesen beiden geben kann, das muß dem Vater eine große innere Ruhe in dieser hektischen Welt geben.

Stillen ist physisch besser für das Kind

Muttermilch ist die Milch, die nur für das menschliche Baby produziert wird. Neun Monate lang hat der Körper der Mutter durch die Plazenta den Embryo mit allem versorgt, was er für seine Entwicklung und für sein Wachstum braucht. Nachdem das Kind geboren ist, produziert der Körper der Mutter viele Monate lang weiterhin alles, was das Kind braucht: Stillen ist nur eine natürliche Fortsetzung der Ernährung durch die Nabelschnur. Muttermilch enthält *alle* Nährstoffe, Mineralien und Vitamine, die das Kind braucht. Sie wird in der richtigen Zusammensetzung produziert, in ausreichender Menge und hat die richtige Temperatur. Sie schützt vor Ansteckung und Krankheit.

«Aber wie ist das mit der Flaschenmilch?» fragst du. «Die ist doch auch nicht schlecht. Man braucht nur an all die Kinder zu denken, die nur die Flasche bekommen. Sie werden auch groß und stark. Und sie sind deshalb doch auch nicht häufiger krank.» Das mag sein. Viele Kinder werden gesund und gut entwickelt geboren und wachsen gut, egal, wie sie gefüttert werden. Aber jetzt handelt es sich um unser eigenes Kind – was ist da das Beste?

Laß uns diese Frage etwas näher untersuchen und Muttermilch mit Flaschenmilch vergleichen. Beinahe jede Flaschennahrung baut auf Kuhmilch auf. Wenn das Kind Kuhmilch nicht vertragen kann, was manchmal vorkommt, kann auch die Milch von Ziege, Schaf oder Esel für die Herstellung der Babynahrung benutzt werden. Es stimmt sogar, daß Eselsmilch der menschlichen Muttermilch ähnlicher ist als Kuhmilch, aber bei uns ist Eselsmilch selten und deshalb ist es praktischer, Kuhmilch zu nehmen.

Tabelle 2

Muttermilch		Kuhmilch	
Eiweiß	1.1 %	Eiweiß	3.3 %
Milchzucker	7.5 %	Milchzucker	4.7 %
Fett	3.5 %	Fett	3.5 %
Mineralien	0.2 %	Mineralien	0.7 %
Kalorien	700	Kalorien	650

Wie du aus Tabelle 2 ersehen kannst, ist Kuhmilch genauso fett wie Muttermilch und liefert beinahe ebenso viele Kalorien. Muttermilch hat allerdings zweimal soviel Milchzucker wie Kuhmilch, Kuhmilch dagegen dreimal soviel Eiweiß und Mineralien. Wir dürfen nicht vergessen, daß Kuhmilch für ein Kalb gedacht und Muttermilch den Bedürfnissen eines menschlichen Säuglings angepaßt ist. Ein Kalb wächst viel schneller als ein Kind und braucht deshalb mehr Eiweiß und Mineralien. Außerdem ist das Kuhmilcheiweiß anders zusammengesetzt als das Muttermilcheiweiß. Das Eiweiß der Kuhmilch besteht im wesentlichen aus *Kasein*, das ohne besondere Aufbereitung von einem Neugeborenen nicht verdaut werden kann; Muttermilch enthält dagegen mehr *Lactalbumin*. Einfach ausgedrückt: Das Eiweiß der Muttermilch wird im Verdauungstrakt des Kindes besser abgebaut und so leichter und vollständiger aufgenommen als das Eiweiß der Kuhmilch.

Obgleich der Fettgehalt bei beiden gleich ist, enthält Muttermilch doch viel mehr *Lipas*, eine fettähnliche Substanz, die vom Säugling leicht verdaut werden kann. Das wenige Lipas, das sich in dem Fett der Kuhmilch befindet, wird bei der notwendigen Milchsterilisation zerstört, so daß das übrige Fett der Kuhmilch weniger gut aufgenommen wird. Durch das Erhitzen der Kuhmilch werden außerdem auch einige wichtige Vitamine zerstört, besonders Vitamin C, das in der Kuhmilch sowieso weniger enthalten ist als in der Muttermilch. Deshalb muß das Flaschenkind bereits ein Vitamin-C-Präparat bekommen, wenn es einige Wochen alt ist. Ein gestilltes Kind nimmt ausreichend Vitamin C zu sich, vorausgesetzt, die Mutter ernährt sich richtig. Das einzige Vitamin, das das gestillte Kind zusätzlich zur Muttermilch braucht, ist Vitamin D. Lebertran enthält viel Vitamin D und außerdem auch Vitamin A. Vitamin D sollte dem Säugling gegeben werden, unabhängig davon, welche Milch er bekommt, da es besonders für den Aufbau von Kalzium in den Knochen wichtig ist.★ Vitamin D wird von der Haut mit Hilfe von Sonnenlicht synthetisiert; da man aber in nördlichen Ländern nicht sicher sein kann, daß das Kind genügend Sonne bekommt, ist es ratsam, dem Kind auf alle Fälle Vitamin A und D während der sonnenarmen Monate zu geben.

Häufig wird behauptet, daß in der Muttermilch nicht genug Eisen enthalten sei. In Wirklichkeit enthält sie genug Eisen, um den Bedarf von Säuglingen zu decken, bis sie etwa ihr Geburtsgewicht verdreifacht haben. Außerdem kann mehr Eisen aus der Muttermilch aufgenommen werden als aus der Kuhmilch.

In der Muttermilch sind nicht nur Eiweiß und Fett günstig kombiniert, sondern sie wird auch viel *leichter verdaut*. Kasein und Milchzucker begünstigen die Vermehrung der Bakterie Lactobacillus bifidus und bauen so die sogenannte Bifidum-Flora im Darm des Kindes auf. In der Kuhmilch fehlt der Milchzucker, der sehr leicht verdaulich ist und so muß Glukose hinzugefügt werden. Eine pathologische Darmflora durch Pilzbefall entsteht weitaus häufiger, wenn die Säuglingsnahrung Glukose statt Laktose enthält. Mit Hilfe der Bifidum-Flora des mit Muttermilch ernährten Kindes geschieht die Verdauung durch einen Säuerungsprozeß und nicht durch einen Zersetzungsprozeß durch die Coli-Bakterien bei der Ernährung durch Kuhmilch. Der Stuhl des gestillten Kindes riecht nur leicht säuerlich und nicht so unangenehm wie der, der durch einen Zersetzungsprozeß entstanden ist. Noch ein Vorteil des Stillens! Außerdem hat ein Kind, das gestillt wird, weniger Stuhlgang als das Flaschenkind. Da alle Nährstoffe in der Muttermilch dem Bedarf des Kindes angepaßt sind, wird die Milch voll ausgenutzt, und es gibt weniger «Abfall». Zu Anfang mag es einem nicht so vorkommen, da die meisten Kinder sehr häufig Stuhlgang haben, bei jedem Windelwechsel ein bißchen; erst später reduziert sich das. Dennoch gibt es auch einige Babies,

---

★ Neuere Untersuchungen haben jedoch gezeigt, daß Muttermilch viel mehr Vitamin D enthält als bisher vermutet wurde, so daß auf zusätzliche Vitamin-D-Gaben verzichtet werden kann.

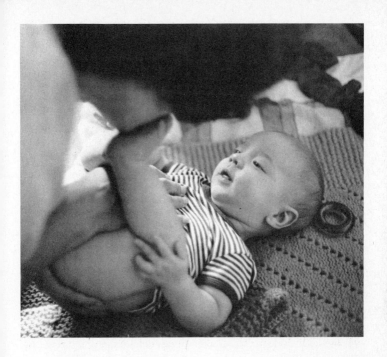

die haben die Windeln während der ganzen Stillzeit ein paarmal am Tag voll, andere dagegen nur einmal in der Woche und fühlen sich dabei genauso wohl.

Schließlich sollte ich noch den sehr wichtigen *Schutz vor Infektionen* erwähnen, den die Muttermilch dem Kind gibt. Während der Stillzeit übertragen wir auf das Kind unsere eigenen Immunstoffe, die unser Körper bei früheren Impfungen und Krankheiten gebildet hat. Und das ist etwas, was man bisher noch nicht künstlich hat nachmachen können. Sicherlich bietet auch Kuhmilch Schutz vor Infektionskrankheiten, aber eben nur vor Krankheiten, die das Kälbchen bedrohen.

Was muß man tun, um Babynahrung aus Kuhmilch herzustellen? Erst schaut man sich beide Milchtypen genau an und verändert dann die Kuhmilch so, daß das Endprodukt der menschlichen Muttermilch so ähnlich wie möglich wird: Als erstes muß der hohe Eiweißgehalt der Kuhmilch verringert werden, die Kuhmilch muß also mindestens um die Hälfte mit Wasser verdünnt werden (s. Tabelle 2). Auf diese Weise hat man allerdings nicht nur den Eiweiß- und Salzgehalt vermindert, sondern auch das Milchfett um die Hälfte reduziert. Nach der Verdünnung bleibt auch nur noch ein kleiner Teil der Kohlehydrate erhalten, die in Kuhmilch sowieso nur in halb so großer Konzentration wie in Muttermilch vorkommen. Deshalb muß man nun Kohlehydrate hinzufügen, um den Nahrungswert wieder zu erhöhen. Die so wichtigen Immunstoffe, die die Muttermilch enthält, können keiner Flaschenmilch zugefügt werden! Du mußt sehr vorsichtig vorgehen, wenn du Säuglingsnahrung aus den Grundbestandteilen zubereiten willst. Wir müssen heute allerdings nicht an all das selbst denken; es gibt Fertignahrung zu kaufen, und die Produkte sind sicherlich «beinahe so gut wie bei Mutter selbst», wie ein großer amerikanischer Hersteller in seinen Reklamen behauptet. Mir geht es um dieses »beinahe«, denn: Warum soll ein Kind etwas bekommen, was nur «beinahe» so gut ist als es sein könnte? Es ist richtig, daß viel Zeit und Geld in die Forschung gesteckt wurde, die sich mit der Ernährung von Kleinkindern befaßt. Die guten Produkte, die entwickelt wurden, haben sicher vielen Kindern das Leben gerettet, die ohne diese Nahrung nicht überlebt hätten. Aber die *künstliche Milch* sollte meiner Meinung nach *nur in echten Notfällen* gebraucht werden. Sie sollte nicht generell allen Kindern gegeben werden, egal ob sie sie brauchen oder nicht, so als ob sie besser als Muttermilch wäre und diese ersetzen könnte.

Ich habe viel darüber nachgedacht, warum sich so viele Eltern von den strahlenden Reklamen der Firmen, von rosaroten Plakaten und hübschen Namen für die verschiedenen Babynahrungsmittel verführen lassen. Und nicht nur die Eltern werden von den Reklamen «überzeugt». Viele Ärzte verschreiben lieber eine Baby-Fertignahrung, als daß sie der Mutter Ratschläge für das Stillen geben. Ist es einfach zur Gewohnheit geworden? Sind wir schon so sehr zu *Verbrauchern* geworden, daß wir etwas, was wir *kaufen* für sicherer halten als das, was wir selbst herstellen? Müssen wir, um uns sicher zu fühlen, der Masse folgen, das tun, was die Mehrheit tut? Lesen wir lieber ein Etikett mit einer langen Liste von Bestandteilen, als daß wir der Natur vertrauen? Brauchen wir die zusätzliche Arbeit, die die Flaschenfütterung mit sich bringt, um das Gefühl zu haben, etwas für unser Kind zu *tun*? Müssen wir *sehen* können, wie die Milch in der Flasche weniger wird, um sicher zu sein, daß das Kind wirklich etwas zu sich nimmt? Müssen wir auswiegen, messen, mischen, einteilen, über Menge und Zeitpunkt bestimmen, um das Gefühl zu haben, die Sache unter Kontrolle zu haben? Müssen wir Geld ausgeben, um zu beweisen, daß wir etwas für unser Kind tun?

Natürlich kannst du nicht genau sehen, wieviel dein Kind trinkt, wenn es gestillt wird, aber das ist auch nicht notwendig. Die genaue Milchmenge bei jeder Mahlzeit zu wissen, ist nur wichtig, wenn du die Flasche gibst. Hier muß die Milchmenge, die das Kind bekommt, genau kontrolliert werden, so daß du nicht mehr gibst, als das noch unentwickelte Verdauungssystem des Kindes vertragen kann. Ein Kind, das gestillt wird, kann nie zuviel bekommen, kann nicht überfüttert werden. Es reguliert die Nahrungsmenge selbst. Wenn es während einer Mahlzeit etwas weniger trinkt, dann wird es die nächste Mahlzeit früher verlangen und mehr trinken. Natürlich kannst du auch genau feststellen, wieviel das Kind getrunken hat. Wenn du es in den gleichen Kleidern vor und nach dem Trinken wiegst, dann ergibt sich die getrunkene Milch aus der Differenz beider Gewichte. Wenn du mehrere Tage lang hintereinander das Kind vor und nach jeder Mahlzeit wiegst und die verschiedenen Milchmengen aufschreibst, dann kannst du sehen, wie die Mengen schwanken und einem bestimmten Rhythmus folgen. Die Hauptmahlzeiten und die Zwischenmahlzeiten werden täglich etwa zur gleichen Zeit eingenommen. Wenn du die Mengen eines Tages addierst, dann kannst du feststellen, daß das Kind im Verlauf von 24 Stunden etwa immer die gleiche Menge trinkt, selbst wenn die Anzahl der Mahlzeiten innerhalb 24 Stunden schwankt. Wer will, kann wiegen und aufschreiben und addieren und ausrechnen und es selbst feststellen, aber es sollte nur zum Spaß und aus Neugierde geschehen. Ich schlage vor, daß du die Waage fortpackst oder, noch besser, dir überhaupt keine Waage anschaffst. Wenn du stillst, brauchst du sie nicht. Es ist völlig ausreichend, wenn das Gewicht des Babys beim regelmäßigen Kinderarztbesuch kontrolliert wird.

Wenn du doch einmal die Milchmenge ausrechnest, dann darfst du sie nicht mit der vergleichen, die statistisch für ein Kind gleichen Alters und Gewichts angegeben ist. Dein Kind trinkt wahrscheinlich weniger als die empfohlene tägliche Menge; so sollte es auch sein. Die Berechnungen, mit denen du deine Zahlen vergleichst, beruhen sehr wahrscheinlich auf Flaschenmilch und nicht auf Muttermilch. Um die nötige Menge aller Nahrungsstoffe aufzunehmen, muß das Kind mehr Kuhmilch als Muttermilch trinken; außerdem wird die Kuhmilch nicht so gründlich verdaut (siehe Seite 56 ff).

Die Farbe des Stuhls eines gestillten Kindes schwankt zwischen braungelb und hellgrün. Er soll immer ziemlich weich sein, mit größeren und kleineren Klümpchen, etwas ähnlich wie Senf. Wenn er dunkelgrün aussieht, fest und trocken ist, dann bedeutet das, daß das Kind die Nahrung maximal ausnutzt «bis zum letzten Tropfen», und es ist ein Zeichen dafür, daß das Kind nicht genug Milch bekommt. Wenn der Stuhl des Kindes dünn und schleimig ist, mit Blut versetzt oder sehr schlecht riecht, dann sollte man einen Arzt hinzuziehen. Es kann ein Zeichen dafür sein, daß das Kind nicht ganz gesund ist. Weil die menschliche Muttermilch den Bedürfnissen des menschlichen Kindes angepaßt ist, gibt es kaum Darmstörungen bei gestillten Kindern. Die häufigen Koliken bei Neugeborenen, die ein Flaschenkind (und seine Eltern) monatelang plagen können, kommen bei gestillten Kindern sehr viel seltener vor. Ohne Verdauungsstörungen und Koliken schläft das gestillte Kind besser als das Flaschenkind und weint weniger. Und so kann man vermuten, daß das gestillte Baby sich in seinen ersten Lebensmonaten auch viel besser fühlt als das Flaschenbaby.

Wir haben jetzt Muttermilch und Kuhmilch verglichen und sind hoffentlich zu dem Schluß gekommen, daß Muttermilch von jedem Gesichtspunkt aus die beste Nahrung für das Neugeborene ist. «Aber die Mutter hat doch noch keine Milch, wenn das Kind geboren ist», denkst du vielleicht. «Muttermilch kommt erst drei Tage nach der Geburt. Kann das Kind so lange warten? Muß es während der ersten Tage überhaupt nichts trinken? Oder sollte man eine Flasche geben, bis die eigene Milch einschießt?» Hier hat sich die Industrie natürlich auch gleich etwas ausgedacht. Es gibt kleine Flaschen mit fertigem Zuckerwasser und andere mit sterilisiertem Wasser. Aber muß man das wirklich mitmachen? Da das Neugeborene anscheinend von Anfang an trinken muß, ist es nicht merkwürdig, daß die Natur es so eingerichtet hat, daß die Muttermilch erst nach frühestens drei Tagen einschießt?

Nein, es ist überhaupt nicht merkwürdig, sondern genau so,

wie es sein sollte. Wenn das Kind geboren ist, hat die Mutter noch keine Milch, weil das Kind in der Zeit keine Milch braucht. Es braucht statt dessen etwas, was *Kolostrum*, die Vormilch, genannt und schon Wochen vor der Geburt von den Milchdrüsen produziert wird. So ist genau das für das Kind da, was es nach der Geburt braucht. Warum soll man es warten lassen oder ihm statt dessen Zuckerwasser geben? Wenn das Kind unmittelbar nach seiner Geburt sterilisiertes Wasser brauchte oder Milch oder Schlagsahne, dann hätten wir das sicher in unseren Brüsten. Das neugeborene Kind aber braucht Kolostrum, wie alle neugeborenen Säugetiere, und deshalb hält die Mutter Kolostrum für ihr Kind bereit und sonst nichts. Außerdem ist es verkehrt, daß die Milch am dritten Tag einschießt. Der Übergang von Kolostrum zu reiner Muttermilch geht allmählich vonstatten und braucht etwa acht bis vierzehn Tage. Das was das Einschießen der Milch genannt wird und zwei oder drei Tage nach der Geburt passiert, ist eine Schwellung des Brustgewebes auf Grund einer plötzlichen Anreicherung mit Körperflüssigkeit. Diese Extraflüssigkeit im Gewebe und nicht die Milch in den Milchdrüsen macht die Brüste gespannt und empfindlich. Aber wir werden in den folgenden Kapiteln weiter darauf eingehen. Für den Augenblick wollen wir nur festhalten, daß Kolostrum in der Brust einer jeden Frau, die gerade geboren hat, für das Baby bereit ist und wollen sehen, warum Kolostrum für das Neugeborene so wichtig ist.

Tabelle 3

Kolostrum		Muttermilch	
Eiweiß	3–9 %	Eiweiß	1.1 %
Milchzucker	4 %	Milchzucker	7.5 %
Mineralien	0.4 %	Mineralien	0.2 %
Kalorien	1100–1500	Kalorien	700

Wie du aus Tabelle 3 ablesen kannst, ist Kolostrum nicht so süß wie Muttermilch. Statt dessen hat es mehr als zweimal soviel Eiweiß, Mineralien und Kalorien. Ein Neugeborenes verliert während der ersten Lebenstage immer etwas an Gewicht, aber nach sechs bis zehn Tagen sollte es wieder soviel wie bei seiner Geburt wiegen. Kolostrum garantiert durch seinen besonders hohen

Nährwert einen möglichst geringen Gewichtsverlust, der dann fast nur durch Flüssigkeitsverlust entsteht. Kolostrum hilft dem Kind bei der Verdauung von Fruchtwasser, Vernix (Käseschmiere, der Hautschutzcreme des Kindes in der Gebärmutter), Haar, Hautteilchen, Schleim und ähnlichem, was das Kind vor und während der Geburt geschluckt hat. Außerdem regt es die Ausscheidung des *Mekoniums* an, des Kindspechs, dieser grünschwarzen klebrigen Masse, die sich während der letzten Schwangerschaftsmonate im Darm des Kindes gebildet hat.

Jeder Bauer weiß, wie lebenswichtig das Kolostrum für das neugeborene Kalb, Fohlen und Lamm ist. Selbst wenn er alle Kuhmilch verkaufen will, wird er darauf achten, daß das Kalb das Kolostrum der Mutter bekommt – und sein eigenes Kind muß wahrscheinlich sterilisiertes Wasser in einem modernen Krankenhaus trinken! Wie schon erwähnt, unterstützt das Kolostrum die Verdauung des Neugeborenen. Es verhindert einen zu großen Gewichtsverlust durch seinen hohen Anteil an Eiweiß, Mineralien und Fett, das von dem Baby besonders leicht verdaut werden kann. Zudem ist das Kolostrum sehr reich an Antikörpern, auch Immunstoffe genannt. Diese bestehen aus sogenannten IgA-Antikörpern, die verschiedene Virusarten und Bakterien an sich binden können und dadurch die Schleimhaut im Darmkanal des Kindes gegen mikrobakterielle Invasion schützen – zum Beispiel gegen Colibakterien unmittelbar nach der Geburt. Ein neugeborenes Kind hat wenig eigene Widerstandskraft, und so ist es sehr beruhigend zu wissen, daß unser Kolostrum und später unsere Milch es gegen die mit Bakterien angereicherte Welt schützt, in die wir es bringen.

Noch ein paar Worte zu Alkohol, Zigaretten und zu DDT in der Muttermilch. *Alkohol* geht in die Muttermilch über, jedoch in sehr geringen Mengen bei mäßiger Einnahme; so schaden z. B. zwei bis drei kleine Gläser Wein oder Bier im Laufe von 24 Stunden nicht. Wenn die Mutter größere Mengen Alkohol getrunken hat, kann der Säugling schläfrig und schlapp werden. Beim *Zigarettenrauchen* geht das Nikotin in die Milch über. Bei 20-30 Zigaretten pro Tag hat man eine signifikante Abnahme der Milchzufuhr feststellen können wie auch klinische Zeichen auf seiten des Kindes wie Elendsein, Erbrechen, Bauchschmerzen und Durchfall. Beim Rauchen von weniger Zigaretten konnten so drastische

Symptome nicht festgestellt werden, obwohl die Brustmilch auch dann Nikotin enthält. Das sogenannte «passive» Rauchen, ist ein großes Problem in der heutigen Zeit. Diesem sind alle Menschen ausgesetzt, die selber nicht rauchen, aber den Rauch anderer einatmen müssen. Dieser Rauch stammt teils direkt von der Glut des Tabaks, teils aus dem Rauch, den der Raucher wieder ausatmet. Der Rauch der Glut enthält eine vielfach erhöhte Konzentration von Teer, Kohlenmonoxyd und Nikotin, als der Rauch, den der Raucher einatmet. Außer dem Unbehagen und allgemeinen Beschwerden, die Aufenthalt in einem verräucherten Lokal mit sich bringt, wirkt das passive Rauchen auch krankheitsfördernd. So kommen zum Beispiel Luftröhrenkatarrhe häufiger vor bei Kindern aus Familien, wo die Eltern rauchen, als bei Kindern, deren Eltern Nichtraucher sind. Der Blutgehalt von Kohlenmonoxyd und Nikotin steigt auch beim passiven Rauchen an. Ein kleines Kind ist uns wehrlos ausgeliefert, aber dieses sind Umweltvergiftungen, gegen die wir unsere noch ungeborenen und geborenen Kinder schützen können – die Schwangerschaft sollte uns dazu veranlassen, die Zigeratte endgültig zu löschen!

Häufig wird als wichtigstes Argument gegen das Stillen der *Pestizidgehalt* in der Muttermilch angeführt, der bisweilen in höherer Konzentration gefunden wurde, als die WHO (Weltgesundheitsbehörde) für Kuhmilch gestattet. Pestizide wie DDT und ähnliche aus der Nahrung und der Umgebung aufgenommenen Giftstoffe werden im Fettgewebe der Frau gespeichert und bei der Milchbildung freigesetzt und in die Milch abgegeben.

Trotz sehr sorgfältiger Beobachtung jedoch durch Kinderärzte in allen Ländern, – denn dieses Phänomen ist weltweit –, konnten bisher *keine* Schädigungen auf Grund von Pestiziden bei gestillten Neugeborenen und jungen Säuglingen nachgewiesen werden. Die Feststellung, daß Pestizide in der Muttermilch – wie übrigens auch in der Kuhmilch, Grundlage für die Fertignahrung – vorhanden sind, ist deshalb *kein* Argument gegen das Stillen!

Stillen ist auch für die *Entwicklung* von *Kiefer*, *Zähnen*, und *Gaumen* wichtig. Es ist für das Kind viel anstrengender, an der Brust zu saugen als an der Flasche. Vielleicht sollte ich hier eine kleine Warnung aussprechen. Wenn du deinem Kind hin und wieder einmal die Flasche gibst, auch mit deiner eigenen Milch, dann kann es passieren, daß das Kind eines Tages die Brust verweigert. Es lernt sehr schnell, daß es wegen des größeren Lochs im Schnuller leichter aus einer Flasche trinken kann. Nur keine Panik! Jetzt muß man einfach die Flasche eine Weile fortlegen und nur die Brust anbieten. Mit etwas Hunger wird das Kleine bald seine alte «Arbeitsfreude» wiederfinden. Um alle möglichen Probleme mit Schnullern und Flaschen zu vermeiden, sollte man mit dem Löffel füttern. Selbst ein winziges Kind kann mit dem Löffel gefüttert werden. Es ist einfach, dauert nach einigem Üben nicht länger als Flaschegeben und kann dem Saugen an der Brust keine Konkurrenz machen.

Es ist anstrengender, an der Brust zu saugen, als an der Flasche. Das Kind muß mit Lippen, Zunge und vorderem Teil des Gaumens festhalten. Es muß nicht nur die Brustwarze im Mund halten, sondern auch den größten Teil des dunklen Warzenhofes. Es muß stark saugen, damit die Brustwarze hinten im Rachen liegt, und auch das langt noch nicht, um die Milch fließen zu lassen. Mit seinen Kiefern muß das Kind den Warzenhof zusammenpressen, um die Milch aus dem Milchreservoir zu drücken, und dann mit dem hinteren Teil der Zunge, mit Gaumen und Wangen einen Unterdruck erzeugen, der bewirkt, daß die Milch in den Mund spritzt. Dann muß geschluckt werden, und der Prozeß beginnt von neuem. Wie du sehen kannst, ist dies eine komplizierte Angelegenheit, die dem Kind viel Mühe macht, die anstrengendste Arbeit während seines Tages. Auf der anderen Seite stärkt diese Anstregung die Muskeln und führt zur richtigen Entwicklung von Kiefer und Gaumen. Die Tatsache, daß viele Teenager heute mit einem Mund voller Zahnklammern herumlaufen, ist vielleicht nicht nur ein Zeichen größerer ästhetischer Forderungen unserer Zeit und einer weiter fortgeschrittenen odontologischen Technologie, sondern auch eine traurige Folge des Nicht-Stillens. Das gleiche gilt für den *Kariesbefall*. Ich wette, daß eine Untersuchung von gleichaltrigen Kindern zeigen würde, daß diejenigen weniger Löcher in den Zähnen haben, die gestillt wurden, als die, die mit Flasche und Ersatznahrung aufgezogen wurden und daß die Zähne gesünder sind, je länger die Kinder gestillt wurden. Während also die Stadtverwaltung sich darum streitet, ob dem Trinkwasser Fluor beigegeben werden sollte oder nicht, sollten wir unsere Kinder stillen, eine gute Vorbedingung für gesunde Zähne.

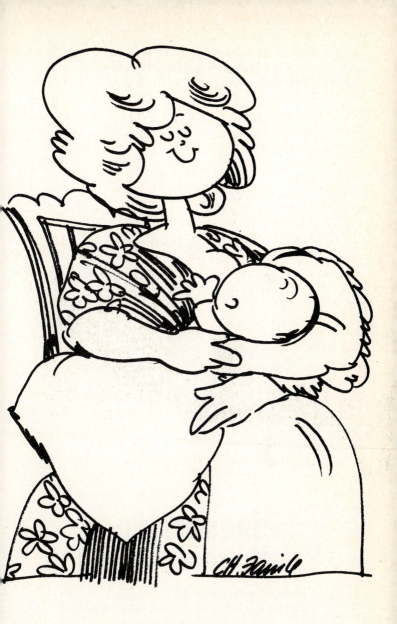

Hätte die Natur doch...

... für alle Bedürfnisse des Menschen auf so bezaubernde Weise vorgesorgt! Wie vergnüglich, könnte man die «auri sacra fames», wie Vergil den unersättlichen Hunger nach Gold und Geld nannte, ebenso einfach stillen!

Pfandbrief und Kommunalobligation

Meistgekaufte deutsche Wertpapiere - hoher Zinsertrag - schon ab 100 DM bei allen Banken und Sparkassen

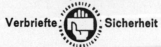

Verbriefte Sicherheit

Stillen ist psychisch besser für das Kind

Jeder Mensch hat nur eine Kindheit, und wer kann später mit Sicherheit behaupten, daß X eine wunderbare Person ist, weil sie gestillt wurde, oder daß Ys Unsicherheit direkt davon abhängt, daß er die Flasche bekam, oder daß Z sicherlich niemals einen Psychiater gebraucht hätten wenn er nur etwas länger gestillt worden wäre?

Was bedeutet *psychische Stabilität* denn eigentlich? Ich würde es so definieren: eine innere Sicherheit, ein Gefühl dafür, wo man sich als Individuum in Zeit und Raum befindet, verbunden mit dem, was Erik Erikson «Grundvertrauen» nennt, einer gesunden Mischung von Selbstbewußtsein und Vertrauen in deine Umgebung. Offensichtlich ist eine gewisse Neigung dazu erblich. Es ist ebenso offensichtlich, daß wir während unseres Lebens unterschiedliche Stadien unserer psychischen Stabilität durchmachen. Trotzdem wird uns immer wieder gesagt, wie wichtig die ersten Lebensjahre für die Entwicklung der Persönlichkeit sind. Wie einem Kind begegnet wird, wie es von den Menschen seiner unmittelbaren Umgebung behandelt wird, ist entscheidend dafür, wie es sich und seine Umgebung später sieht. Aber wann beginnt dieser Prozeß?

Die ersten Stunden im Leben jedes neugeborenen Säugetieres sind buchstäblich lebenswichtig. Wenn seine Mutter zu schwach ist, um es gleich nach der Geburt zu lecken, wird es nicht überleben. Wenn das Muttertier während der ersten Tage daran gehindert wird, das Hinterteil des Jungen zu lecken, dann werden die Verdauungs- und Nierenfunktionen nicht angeregt. Wenn das frisch geborene Säugetier nicht gleich nach der Geburt an die Milchquelle gelangen kann, dann wird ihm nicht nur das lebenswichtige Kolostrum vorenthalten, sondern es wird auch seinen Such- und Saugreflex verlieren, der unmittelbar nach der Geburt am stärksten ausgeprägt ist. Wenn das Muttertier also daran gehindert wird, seine Jungen sofort nach der Geburt zu lecken und zu säugen, dann verliert es nach ein paar Stunden jegliches Interesse an ihnen und wird jede spätere Annäherung verweigern.

Menschen sind auch Säugetiere mit Reflexen und Instinkten, aber sie sind außerdem Vernunftwesen, die auf Grund von Traditionen und Sitten handeln – was häufig dem Urinstinkt genau entgegengesetzt verläuft. Was passiert, wenn das menschliche Junge seiner Mutter und seiner Umgebung zum erstenmal begegnet? Wie läßt der Vernunftmensch die erste Begegnung von Mutter und Kind ablaufen? Als Hebammenschülerin mußte ich das Schritt für Schritt lernen.

Sobald das Kind geboren war, trockneten wir seine Augen, saugten ihm Schleim und Fruchtwasser aus Nase und Mund, durchtrennten die Nabelschnur, legten es auf einen gewärmten Tisch und kümmerten uns dann erst einmal um die Mutter. Zehn bis zwanzig Minuten vergingen, bevor wir wieder Zeit für das Baby hatten. Wir badeten es, behandelten Augen und Nabel, maßen seine Länge, seinen Kopfumfang und Schultern, wogen und untersuchten es. Wir befestigten ein kleines Etikett an seinem Arm, auf dem Geschlecht, Name, Gewicht, Datum und Zeit der Geburt notiert waren. Wenn all das geschehen war, zeigten wir das Kind der Mutter. Wir hielten das nackte Baby hoch und sagten zum Beispiel: «Frau X., hier ist Ihr Sohn. Er wurde am 5.8.1972 um fünf nach vier geboren. Er wiegt 3530 Gramm und ist 51 cm lang. So weit wir sehen können, ist er völlig gesund!» Wenn wir es nicht allzu eilig hatten, legten wir vielleicht das nackte Baby auf Mutters Brust und sagten: «Und nun wird Mama ihrem Jungen sicher einen kleinen Kuß geben wollen», und nahmen ihn dann gleich wieder fort mit der Erklärung: «Und nun müssen wir ihn schnell anziehen, damit ihm nicht kalt wird, und wenn er fertig ist, dann können Sie ihn halten.» Wir zogen das Kind auf dem Tisch an, der genau wie die Wanne und die Waage «zufällig» *hinter* dem Bett der Mutter war und legten ihn dann ein paar Minuten lang neben seine Mutter, während wir die Spuren der Geburt beseitigten. Wenn wir den Kreißsaal verließen, und das geschah beinahe sofort, da so viele Dinge nach draußen gebracht und fortgeräumt werden mußten, dann mußten wir das Kind zuerst nehmen und in sein kleines Bettchen legen, damit ihm nichts geschehen konnte. Die Hebamme trug die Verantwortung.

In einem der Kreißsäle hingen die Bettchen zwar dicht neben den großen Betten, aber genau hinter dem Kopfende, so daß die Mutter ihr Kind nicht sehen konnte. Üblicherweise hingen die Kinderbetten im Dienstzimmer an der Wand gegenüber dem Schreibtisch der Hebamme. Dort lag das Kind unter Aufsicht der Hebamme, während die Mutter sich im Kreißsaal ausruhen sollte.

Mutter und Kind blieben etwa zwei Stunden nach der Geburt zur Beobachtung in der Entbindungsabteilung. Danach legten wir die Mutter auf eine Trage, holten das Baby, wickelten es in eine Decke und legten es in den Arm der Mutter, während sie zur Mütterstation gebracht wurde. Im Flur und im Fahrstuhl mußten wir das Gesicht des Babys mit einer Windel bedecken, damit es keinen Zug bekam. In der Säuglingsstation dann nahmen wir das kleine Bündel, zeigten der Mutter die Tür des Zimmers, in dem es sich zusammen mit den anderen Neugeborenen befinden würde und versicherten ihr, daß sie es innerhalb der nächsten 24 Stunden zu seiner ersten Mahlzeit wiederhaben würde. Dann brachten wir sie zur Mütterstation. An den darauffolgenden Tagen kam die Säuglingsschwester und gab der Mutter das Kind alle vier Stunden für 30 Minuten, außer nachts. Am sechsten Tag nach der Geburt, wenn sie angezogen und bereit war, nach Hause zu gehen, kam die Schwester mit dem Kind. Sie zog ihm seine Krankenhauskleider aus und die Sachen an, die der Vater von zu Hause mitgebracht hatte. Gleichzeitig belehrte sie die Mutter über Kinderpflege, Nachgeburtsuntersuchungen, Nabelpflege, zusätzliche Milch, Vitamine, Fütterungszeitplan, Impfungen usw. Dann gingen Mutter und Vater den Flur entlang zum Haupteingang, und die Schwester trug das Baby auf einem Kissen. Dort wurde das Kind den Eltern mit einem gut gemeinten «viel Glück» überreicht, und dann mußten sie zusehen, wie sie allein damit zurechtkamen.

So lagen die Dinge, als ich 1972 in Deutschland ausgebildet wurde, und so sieht es in manchen Krankenhäusern überall auf der Welt auch heute noch aus. Im Säuglingszimmer, wo zwanzig bis dreißig Babies um die Wette schrien, ging alles nach der Uhr. Zwei oder drei Schwestern waren voll damit beschäftigt, die Kinder zu baden und zu füttern, ihre Windeln zu wechseln, sie zu wiegen, auf Karren zu legen und zu ihren Müttern zu schieben. Während die Babies bei ihren Müttern waren, wurde das Kinderzimmer gereinigt, und die Säuglingsschwestern konnten eine schnelle Tasse Kaffee zu sich nehmen oder eine Zigarette rauchen oder mit dem Windellegen beginnen. Manchmal nahm sich eine die Zeit und ging herum, um zu sehen, ob alle Babies ordentlich tranken. Dann wurden die Babies wieder eingesammelt und diejenigen, die nicht genug bekommen hatten, die auf der Liste derjenigen standen, die nicht so schnell zunahmen wie die Oberschwester es wollte (es war ihr Ziel, daß jedes Kind beim Verlassen des Krankenhauses sein Geburtsgewicht wieder erreicht hatte) und die, die noch schrien, bekamen noch eine Flasche. Dann mußten wieder Windeln gefaltet und gestapelt, Hemdchen in Jäckchen gesteckt werden, Säcke mit schmutziger Wäsche fortgebracht, Betten gemacht, Babies den Verwandten durch das Glas der Tür vorgezeigt werden, neue Babies von der Entbindungsstation entgegengenommen, «ältere» Babies für die Entlassung vorbereitet werden, und dieser nie endende Zyklus wurde vom Geschrei der Babies in jeder Tonlage begleitet.

Es war deprimierend, was da stattfand, und ich fühle mich immer noch bedrückt, wenn ich es hier aufschreibe und in meiner Erinnerung noch einmal durchlebe. Alles war Routine, alles mußte schnellgehen. Da war keine Zeit für das Baby, keine Zeit für die Mutter, keine Zeit für einen freundlichen Rat, keine Zeit für Zärtlichkeit, keine Zeit für Liebe. Wie konnten sich Mutter und Kind überhaupt finden in diesen kurzen und seltenen Zeiten, in denen sie während der ersten Lebenswoche des Kindes zusammensein durften? Und was geschah mit dem Vater? In dem Krankenhaus, in dem ich meine Ausbildung erhielt, war es völlig undenkbar, daß der Vater an der Geburt des Kindes teilnehmen konnte – es gab noch nicht einmal ein Wartezimmer für ihn. Er mußte seine Frau am Eingang abliefern und wieder nach Hause gehen. Mehrere Stunden nach der Geburt wurde ihm dann erlaubt, das Kind zu sehen, völlig bekleidet und durch das Glas der Kinderzimmertür. Einmal am Tag konnte er seine Frau besuchen, und nach einer Woche sorgenvoller Gedanken und Einsamkeit konnte er Frau und Kind nach Hause nehmen und sollte dann plötzlich ein aktiver Teil dieser neuen Familie sein. War es wirklich so merkwürdig, daß Väter sich unsicher fühlten, Mütter deprimiert wurden, Kinder schrien und das Stillen absolut nicht funktionierte?

Da, wo andere Säugetiere instinktiv aneinander festhalten, trennt der Vernunftsmensch den einen vom anderen. Wo Nähe, Umsorgen und Nahrung lebenswichtig sind für ein fortgesetztes Zusammenleben, verläßt sich der Mensch auf den Verstand, um die Entbehrungen der ersten Woche zu rechtfertigen. Während der Zeit, in der ich an der Weiterentwicklung der psychoprophylaktischen Geburtsmethode arbeitete, stand für mich immer auch eine familienbewußte Mütterfürsorge im Vordergrund, was ganz einfach bedeutet, daß die *Familieneinheit* auch in einem modernen

Krankenhaus von zentraler Bedeutung sein sollte. In früheren Zeiten wurde das Kind zu Hause geboren, umgeben von der Familie. Nur wenn Mutter oder Kind krank waren, wurden sie ins Krankenhaus gebracht. Heute werden beinahe alle Kinder in einem Krankenhaus geboren, und aus dem Zwang der Gewohnheit heraus werden Mutter und Kind so behandelt, als ob sie krank wären. Zu Hause konnte sich die Mutter sicher und wohl fühlen. Umgeben von ihrer Familie nahm sie als Mutter der nächsten Generation einen Ehrenplatz ein. Auf der Mütterstation dagegen fühlt die werdende Mutter sich verletzlich, in einer fremden beängstigenden Welt. Oft wird ihr das Gefühl gegeben, selbst ein Kind zu sein, gerade dann, wenn sie sich besonders erwachsen fühlen sollte. Ihr Partner, der Vater des Kindes, muß sie allein lassen. Eine wohlwollende, mütterliche Frau klopft ihr auf die Schulter und sagt: «Sei nur ruhig, alles wird gutgehen.» Sie wird ausgezogen, in ein formloses Gewand gehüllt, das meistens weder Rückenteil noch Unterhosen hat. Geld, Uhr, Brille und Ehering werden ihr abgenommen; ihre Schamhaare werden abrasiert; ihr wird ein Einlauf gemacht. Wenn ihr Kind schließlich geboren ist, dann ist es die Hebamme, die für es sorgt – sie hat schließlich die entsprechende Ausbildung! Dann kommt das Baby ins Säuglingszimmer unter die Aufsicht der Kinderschwestern. Ich erinnere mich gut daran, wie sehr ich mich schämte, als die Schwester mir meine kleine Catherine zum ersten Stillen 24 Stunden nach der Geburt brachte, und ich auf ihr Etikett schaute, um zu sehen, ob es wirklich die gleiche Nummer hatte wie meins; ich erkannte mein eigenes Kind nicht!

In den ersten Tagen nach der Geburt ist jede Frau gefühlsempfindlicher als sonst. Eine Mutter kann für alles und jedes ausgeschimpft werden, wenn sie zum Beispiel sich nicht die Hände gewaschen und die Brust vorbereitet hat, bevor die Schwester mit dem Kind kommt, wenn sie es nicht geschafft hat, daß das Kind ordentlich saugt, bis die Schwester kommt, um das Kind wieder abzuholen, wenn sie die ordentliche «Verpackung» des Kindes in Unordnung gebracht hat, wenn sie nicht sofort begreift, wie eine Milchpumpe funktioniert, wenn sie darum bittet, das Kind außerhalb der festgesetzten Zeiten zu sehen, wenn sie überhaupt irgend etwas fragt, wenn sie überhaupt zeigt, daß sie *da ist*!

Natürlich übertreibe ich, aber ich weiß aus meiner eigenen Erfahrung als «Patient» und als Hebamme, wieviel Wahres daran ist. Aber so muß es nicht sein. Ich plädiere keineswegs für eine Rückkehr der Heimentbindung – Mutter und Kind sind in der Klinik während der Geburt sicherer aufgehoben als zu Hause. Die vertraute Atmosphäre des eigenen Heimes kann jedoch, mit etwas gutem Willen, leicht in unsere Krankenhäuser «mitgenommen» werden! Es gibt die familienbewußte Mütterfürsorge, und man sollte alles tun, um diese Ideen und Methoden zu verbreiten, damit sie endlich überall akzeptiert werden.

Was familienbezogene Mütterfürsorge eigentlich bedeutet, erfuhr ich, als Eva 1973 geboren wurde. Evas Vater und ich waren während der ganzen Geburt zusammen. Sie wurde mir gleich gegeben. Winzig, naß und warm lag sie auf meinem flachen, nackten Bauch. Wir schauten sie an und waren erfüllt von staunender Bewunderung über sie, über uns, über das Leben: die wellenförmigen Bewegungen ihres winzigen Brustkastens gegen meine Fingerspitzen während der ersten Atemzüge, ihr verformter, klebriger, dunkelhaariger Kopf in meiner Hand, ihr drolliges kleines Gesicht, beinahe flach mit einem nach unten geklappten Ohr, ihre Beine, ihre Füße, ihr Bauch, ihre Hände, ihre Nägel, alles war so vollkommen. Ein Wunder – unser Wunder. «Kleine Eva, wie bist du schön!» Was für Gesichter du schneidest; du brauchst nicht zu weinen, komm und trink etwas.» Mit ihrem feuchten nackten Körper dicht an meinem sucht sie herum, findet, wonach sie sucht, hält sich fest und saugt, als ob sie nie etwas anderes getan hätte. Ihr Vater darf die Nabelschnur durchschneiden. Er fotografiert. Eva ist eingeschlafen, und ich nicke der Schwester zu. Sie trägt sie zur Waage: «4480 Gramm, nicht schlecht; 54 cm lang, sie wird so groß werden wie ihr Vater.» Evas Fußabdruck und mein Fingerabdruck werden zusammen auf ein Formular gedrückt, Mutter und Tochter bis an unser Lebensende. Die Augentropfen machen ihr keine Freude. Die Schwester gibt sie mir wieder, damit ich sie wärmen und beruhigen kann. Wir sind glücklich und zufrieden, wir schlafen ein. Dann erzählen wir uns wieder, während der Arzt den Dammschnitt näht und die Schwester aufräumt. Man gibt uns einen kleinen Strampelanzug, der angewärmt worden ist und eine Windel für Eva und dann wickeln wir sie in eine Decke. Sie atmet gleichmäßig und lächelt etwas schief im Schlaf. Sie ist einfach wunderbar. Ich sitze in einem Rollstuhl mit Eva in meinen Armen auf dem Weg von der Entbindungsstation zur Mütterstation. Wir telefonieren mit Evas großen Schwestern und erzählen ihnen, wie gut alles abgelaufen ist.

Auf der Station waren zwei Betten für uns gemacht und vorgewärmt. Ein großes und ein kleines. Aber Eva schmiegte sich noch eine ganze Weile an mich. Die Schwester kam mit dem Sekt, den wir vorher in den Kühlschrank der Entbindungsstation gestellt hatten. Die Stationsschwester brachte Gläser, der Arzt kam dazu, und alle zusammen tranken wir an Evas Geburtstag auf ihre Gesundheit. Nach einer Weile gingen alle bis auf den frischgebackenen Vater, der uns erst um drei Uhr morgens verließ. Eva und ich schliefen, um zu Kräften zu kommen. Als sie erwachte, stillte ich sie, als ich dann später wieder aufwachte, bekam ich Frühstück. Unter ihrem Bett war eine Schublade mit dem Nötigsten: Strampelanzüge, Windeln, Öl und saubere Tücher. Ich wickele sie auf meinem Bett. Jedesmal, wenn ich duschen oder telefonieren wollte, schob ich sie zur Schwester ins Kinderzimmer. Nachts mußte sie auch dort sein, aber wenn sie aufwachte und trinken wollte, wurde sie zu mir gebracht. Ihre Schwestern besuchten uns; sie konnten sie anschauen, sie berühren und im Arm halten. Evas Vater war häufiger bei uns als zu Hause. Er windelte Eva, hielt sie in seinen Armen, bekam auch ein Tablett mit Essen zu den Mahlzeiten und saß andächtig dabei, wenn wir schliefen. Als wir nach ein paar Tagen nach Hause kamen, ging alles so weiter, wie es im Krankenhaus begonnen hatte – in einer Atmosphäre voller Vertrauen, Freude und Zusammensein. Ich wünschte, jeder könnte diese Zeit auf die gleiche Weise erleben.

Es kann einfach nicht wahr sein, daß ein kleines Kind schreien muß, weil das für seine Lungen wichtig sein soll. Die ersten Schreie nach der Geburt sind genau wie jedes spätere Schreien Hilferufe. Der kleine Mensch hat Schwierigkeiten, und es gibt beinahe immer irgend etwas, was du tun kannst, um ihm zu helfen. Gezwungen zu sein, die weiche, warme, nasse, stille, beschützende Dämmerwelt des Mutterleibes zu verlassen, nach einer langen Reihe von «Erdbeben», die unbarmherzig die Wände des Raumes, in dem man sich befindet, fest und hart gegen den Körper pressen, die sich verlagern, enger und enger werden und den Kopf nach unten zwingen, um schließlich den ganzen kleinen Körper mit einer bisher unbekannten Kraft durch einen engen, harten, geboge-

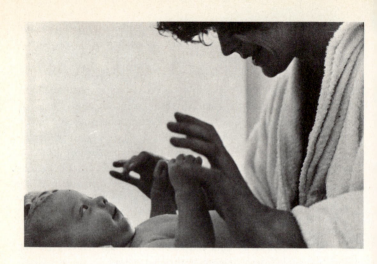

nen Geburtskanal zu zwängen, daß muß eine traumatische Erfahrung sein. Was das Kind dann zuallererst braucht, wenn es in unseren harten, trockenen, lauten und schockierend fremden Entbindungsraum hineingeboren wird, ist Beruhigung und Schutz, nicht Spritzen und Augentropfen. Es kann für das Neugeborene so angenehm wie vor der Geburt sein, aber kein Säuglingstisch, so gut gewärmt er auch sein mag, kann jemals Mutters warmen Körper und ihre feuchte nackte Haut ersetzen. Ihre Stimme ist jetzt deutlicher und schon gut bekannt; ihre Bewegungen sind jetzt unmittelbarer, aber vertraut; ihr Herzschlag fühlt sich an, als ob man «nach Hause» käme.

Als ich im August 1974 aus den USA nach Schweden zurückkehrte und dann in Krankenhäusern in Stockholm arbeitete, habe ich mit großer Freude festgestellt, wieviel familienbezogene Mütterfürsorge es dort schon gibt: eine gute psychoprophylaktische Vorbereitung auf die Geburt, die von Vater und Mutter gemeinsam erfahrene Geburt, Rooming-in nach Wunsch und vernünftige Hilfe beim Stillen. Ich muß sagen, daß ich sehr beeindruckt und stolz auf meine Heimat war. Auf der Entbindungs- und auf der Mütterstation bleibt das Wohl der jungen Familie das Wichtigste. Als Dr. Leboyer 1975 nach Stockholm kam, war er wahrscheinlich überrascht, als er erfuhr, daß seine Ideen seinen schwedischen

Kollegen nicht völlig revolutionär vorkamen. Der Grund dafür muß sein, daß schon viele, viele schwedische Kinder nicht nur in Stockholm, sondern beinahe überall in Schweden «ohne Gewalt» geboren werden. Auch in anderen europäischen Ländern hat sich inzwischen die familienbezogene Mütterfürsorge durchgesetzt.

Ich habe schon davon gesprochen, daß mütterliche Gefühle *erlernt* werden müssen. Dieser Lernprozeß muß aber nicht auf die Zeit nach dem Krankenhaus verlegt werden, er kann sofort beginnen, natürlich und spontan. Ständiger Körperkontakt mit dem Neugeborenen ist sehr wichtig dafür, daß sich Muttergefühle entwickeln. Das Baby wird zum Lehrer, das durch Bewegung, Geräusch und Geruch uns die sanfte Kunst des Liebens zeigt. Die Wichtigkeit des Augenkontaktes zwischen Eltern und Kind ist schon bewiesen. Aber seit Generationen haben wir diesen Kontakt unmöglich gemacht. Indem wir die Augen des Neugeborenen mit Silbernitrat ätzen und blenden, indem wir sie tagelang durch Reizung und chemisch hervorgerufene Bindehautentzündung verschließen. Am Karolinska-Institut in Stockholm ist innerhalb eines Forschungsprogrammes die Notwendigkeit der Augentropfen nach der Geburt untersucht – und als unnötig erwiesen worden. So wird hoffentlich in Zukunft dem Neugeborenen erlaubt sein, seine Welt von Anfang an auch visuell zu erfassen, wird es Eltern und Kindern ermöglichen, sich zu sehen. Die Mutter kann einen großen Teil der Versorgung und Verantwortung für ihr Kind sofort selbst übernehmen; den Schwestern wird damit geholfen, und ihr gibt es das Selbstbewußtsein, das so wichtig ist. Eine Mutter, die gerade ihr erstes Kind bekommen hat, braucht natürlich mehr Rat und Hilfe als eine Mutter von drei Kindern, aber beide brauchen Zeit, viel Zeit, um ihr Baby in Ruhe kennenzulernen und zu akzeptieren. Ich habe schon gesagt, daß das Stillen eine angenehme und lohnende «Methode» ist, Muttergefühle zu entwickeln, aber macht es wirklich für das *Kind* einen Unterschied aus, rein vom psychologischen Standpunkt? Eine zufriedene und selbstbewußte Mutter kann buchstäblich ihr Kind in Sicherheit wiegen. Wenn dasselbe Kind in den Armen einer anderen Frau unruhig wird und zu weinen anfängt, dann kann man annehmen, daß die Gefühle der Unsicherheit von der Frau übertragen werden. Unsicherheit ist ansteckend.

Genau so sehr wie Sicherheit braucht ein Kind auch das Gefühl von Trost und Wärme. René Spitz*, ein bekannter englischer Forscher, hat gezeigt, daß Babies ohne individuellen, zärtlichen, menschlichen Kontakt es schwer haben zu überleben, wie sehr auch Hygiene und Nahrung überwacht wurden. Sie haben keine Widerstandskraft gegen die geringste Infektion und sind unfähig, ihre Nahrung zu verwerten und sich zu entwickeln, wenn sie keine Gefühlsbindung haben. Auf Grund von Spitz' Erfahrungen «verschreiben» Ärzte in Kinderkliniken den Kindern außer der eigentlichen Medizin immer auch «Liebe». Sorgfältige Betreuung war häufig die wichtigste Medizin. Kinder, die sich regelmäßig übergaben, obgleich Nahrung, ihr Organismus und ihr Stoffwechsel in Ordnung waren, bekamen nur sorgfältige, liebevolle Betreuung verschrieben – Tag und Nacht. Die Schwester hielt das Kind in ihrem Arm, sprach mit ihm, schmuste mit ihm, spielte mit ihm, wiegte es, sang für es und trug es mit sich herum – und es hörte auf, sich zu übergeben.

Jean Piaget zeigt, wie körperlicher Kontakt mit der Mutter dem Kind die Grenzen des eigenen Körpers lehrt.**

«Unsere Körper sind keine Einheit. Es sind dein Körper und mein Körper. Meine Hand auf deiner Haut; deine Nase, deine Augen, deine Stimme. Meine Hände, mein Mund. Meine Stimme läßt deinen Körper näherkommen; deine Hände auf meiner Haut. Ich nahe bei dir. Deine Brust in meinem Mund; saugen, Nahrung, Wärme, Nähe.»

Alle Kinder müssen die Möglichkeit haben, diese Phasen der Erfahrungen in einer ganz bestimmten Reihenfolge zu durchlaufen, um sich richtig zu entwickeln.

Babies lernen innerhalb ihrer ersten Lebenswochen zu lächeln – ein Gesichtsausdruck, den nur die Menschen für das Gefühl des Wohlbefindens haben. Das menschliche Gesicht ruft das erste spontane Lächeln hervor. Etwas später kann auch ein Bild, eine Maske oder eine komplizierte Figur, die in Umriß und Einzelheiten einem menschlichen Gesicht ähnelt, das Baby zum Lächeln

---

* Spitz, René, *Hospitalism*: An inquiry into the genesis of psychiatric conditions in early childhood. Psychoanal. study of the child I. 1945.
Hospitalism: A follow-up report. Psychoanal. study of the child II. 1946.
** Jean Piaget, *Das Erwachen der Intelligenz beim Kinde*. Klett-Cotta, Stuttgart 1973.

bringen. Wenn das Kind jedoch sogar eine Maske anlächelt, was hat dann die Mutter damit zu tun? Und doch ist sie allein dafür verantwortlich. Das Lächeln ist nur das Endprodukt einer langen Reihe von positiven Erfahrungen.

«Ich war allein, ich war hungrig. Ich war unglücklich. Ich weinte. Und dann kam Wärme, Nahrung, Sicherheit mit dem Gesicht, immer mit dem Gesicht. Es fühlt sich gut an. Ich fühle mich so wohl. Ich lächle. Das Gesicht steht für alles, was gut ist. Ich lächle immer, wenn ich das Gesicht sehe, denn ich habe gelernt, was es bedeutet. Ich lächle alles an, was mich an die guten Dinge erinnert, weil ich so glücklich bin.»

Die meisten Kinder entwickeln sich anscheinend normal, und die meisten Kinder werden heute mit der Flasche gefüttert. Sie haben Glück, denn es ist nicht selbstverständlich, daß alles gut ausgeht. Ein Kind, das gestillt wird, ist dagegen kaum einem Risiko ausgesetzt: das Stillen selbst garantiert alles, was für eine gesunde psychische Entwicklung gebraucht wird. Du kannst deine Brust eben nicht einfach auf ein Kissen in die Sofaecke legen und fortgehen. Du kannst den Vater des Babies, ein älteres Geschwister, Oma oder einen Freund nicht das Kind säugen lassen, wenn du in Eile bist. Das Kind muß sich nicht an den Kontakt mit Baumwollhemden, Wollanzügen, Nylonunterwäsche oder synthetischen Morgenmänteln gewöhnen; deine Haut ist immer gleich. Keine Flasche oder riesige Hand nimmt dem Baby die Sicht auf das menschliche Gesicht. Und es ist immer der gleiche Abstand zum Gesicht, es ist immer dasselbe Gesicht. Stillen garantiert eine dauernd wiederholte Erfahrung, Tag und Nacht, wieder und wieder die gleiche Wärme, Geruch, Herzschlag, Bewegungen, Stimme, Wohlbefinden. Körperkontakt gibt es fünf-, sechs-, sieben-, achtmal am Tag, mit soviel Zeit, daß man erforschen kann, greifen und fühlen, etwas erhalten und lernen. Und jeden Tag, Woche für Woche, Monat um Monat wächst das Gefühl von Sicherheit, Einheit und Selbständigkeit. Selbst wenn du nicht beweisen kannst, wie wichtig es für die Erwachsenen Frau Z und Herrn Y gewesen wäre, wenn ihre Mütter sie gestillt hätten, so habe ich auch noch nie gehört, daß jemand einen Psychiater aufsuchen mußte, *weil* er früher gestillt worden war. Es gibt nichts, was durchs Stillen verlorengehen, sondern nur viel, was gewonnen werden kann.

Wann, wo und wie stillen wir?

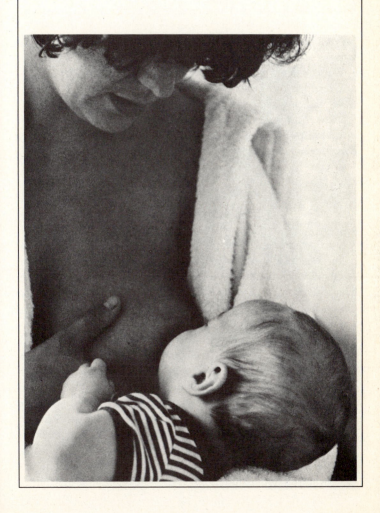

Wenn wir nicht in einer Zeit lebten, in der selbst die natürlichsten Dinge künstlich und kompliziert geworden sind, dann brauchte ich nur auf jede dieser Fragen eine kurze, einfache Antwort zu geben. Aber so einfach ist es nicht, und so muß ich eine komplizierte Erklärung liefern, um zu zeigen, wie Dinge erleichtert werden können. Bevor wir aber mit der langen Erklärung beginnen, laß mich dir meine einfachen Antworten geben, so daß du von Anfang an weißt, wie ich zu den Dingen stehe und worauf ich hinaus will.

Wann stillen wir? Sobald wie möglich und wann du willst.
Wo stillen wir? Überall wo du willst.
Wie stillen wir? So, wie es dir am angenehmsten ist.

Wenn man dieses Kapitel nur so einfach beenden könnte – aber wir wollen die Tagträume zur Seite schieben und eine Frage nach der anderen behandeln.

Wir stillen, wann wir wollen

Wie ich schon gesagt habe, muß die Frage, wann stillen, in doppelter Hinsicht beantwortet werden. Wann sollen wir mit dem Stillen *anfangen*, und wann sollen wir stillen, wenn wir angefangen haben? Und da «wann» eine zeitliche Bedeutung hat, sollten wir uns auch mit der Frage beschäftigen: Wann ist eine gute Zeit, um mit dem Stillen *aufzuhören*?

Wenn es um ein Baby geht, dann ist es völlig verkehrt, sich nach der Uhr zu richten. Alle Regeln darüber, wann zum erstenmal gefüttert werden soll, ob acht, zwölf, achtzehn oder vierundzwanzig Stunden nach der Entbindung, sollten abgeschafft werden. Das Baby regelmäßig alle vier Stunden zu füttern, vielleicht alle drei Stunden, wenn es sehr winzig ist, ist nur aus der Sicht der überarbeiteten Schwestern wichtig und hat nichts mit dem normalen täglichen Lebensrhythmus zu tun. Alle Stillrezepte, zum Beispiel das Baby zu Anfang nur 2½ Minuten an jeder Brust saugen zu lassen, dann fünf Minuten auf einer Seite und fünfzehn Minuten auf der anderen und niemals mehr als insgesamt zwanzig Minuten, scheinen nur dazu da zu sein, die Mutter zu beunruhigen. Sie muß sich dauernd nach der Uhr richten. Und was passiert, wenn sie vergißt, auf die Uhr zu achten, wenn sie ihr Baby eine halbe Stunde zu spät hochnimmt, wenn sie plötzlich merkt, daß es ganze acht Minuten zu lange auf der ersten Seite gesaugt hat, wenn sie es nicht fertigbringt, daß es auch wirklich die vorgeschriebenen zwanzig Minuten trinkt, wenn sie das Weinen nicht mehr aushalten kann und es eine dreiviertel Stunde zu früh stillt? Du liebe Zeit, wie schrecklich!

Was ich damit wirklich sagen will, ist, daß du, sobald du irgendwelche Regeln vorgesetzt bekommst, egal in welcher Situation, leicht in Konflikte gerätst, mit dem Erfolg, daß du dir Sorgen machst, dich widersetzt und ein schlechtes Gewissen hast. Eltern zu sein, bringt schon genug Probleme mit sich; diese Fütterungsregeln sind da völlig unnötig. Mein Rat ist, die Uhr zusammen mit der Waage im Schrank zu verstecken.

«Aber woher weiß ich dann, wann ich das Baby füttern muß?» möchtest du vielleicht wissen. Höre auf dein Kind, es wird dir sagen, wann es trinken möchte. Das, was das Baby bei seiner Geburt am allerbesten kann, ist saugen, und fast genausogut kann es dir zeigen, *wann* es trinken möchte. Es sucht nach der Brust im Kissen, in der Decke, im Badetuch; es saugt an einer Ecke des Lakens, an seinem Ärmel, seinem Daumen, seiner Hand. Es sabbert, leckt sich die Lippen, grunzt, weint und schreit. Jede Mutter lernt schnell, diese verschiedenen Botschaften auseinanderzuhalten: «Es macht Spaß, meinen Kopf im Kissen zu verstecken», oder «mein Magen fängt an, sich leer zu fühlen», und dann «ich will dich jetzt». Jetzt sofort, nicht früher und nicht später sollte gestillt werden.

Sobald es nach der Geburt aus praktischen Erwägungen möglich ist, stillen wir das Kind. Alexandra bekam ihre erste Mahlzeit, während der Arzt noch den Dammschnitt vernähte. Eva saugte schon, bevor die Nabelschnur durchschnitten worden war. Um noch einmal zu wiederholen, was wir schon im vorigen Kapitel gesagt haben: Für die Mutter ist es aus physiologischen Gründen besser, wenn das Kind sobald wie möglich saugt, da die Extra-Dosis des Hormons Oxytocin, die durch den Saugreiz ausgeschüttet wird, das Zusammenziehen der Gebärmutter unterstützt, die Nachgeburt beschleunigt und das Bluten nach der Geburt abkürzt.

Psychologisch hilft es der Frau, ihre neue Rolle als Mutter zu akzeptieren; sie hat Gelegenheit, ihr Kind im Arm zu halten, was so wichtig ist, es zu fühlen, zu riechen, zu hören und es zu ihrem eigenen zu machen. Aus physiologischen Gründen ist es für das Kind wichtig, das Kolostrum zu bekommen, die Wärme und den Hautkontakt durch den Körper der Mutter zu genießen, seinem Saugreflex nachzugeben und sein Saugbedürfnis zu befriedigen. Das Gefühl der Wärme, des Behütetseins und der Sicherheit, das diese erste Mahlzeit dem Neugeborenen gibt, ist aus psychischen Gründen wichtig. Nach der Geburt bleiben wir etwa zwei Stunden im Entbindungszimmer und können so dem Kind die Brust geben, wann immer es richtig scheint. Meistens wird das Kind saugen, als ob es nie etwas anderes getan hätte; aber manchmal scheint es auch ein bißchen unsicher und braucht bei den ersten Mahlzeiten etwas Hilfe.

Viele Babies sind nach der Geburt sehr müde und wollen nur schlafen, wie übrigens auch die Mütter. Nimm dir Zeit und entspanne dich. Wenn es nicht sofort klappt, dann klappt es das nächste Mal. Aber ein Versuch schadet nicht; es gibt dir ein gutes Gefühl, und es macht Spaß.

Nach der ersten Mahlzeit, die irgendwann in den ersten Stunden nach der Geburt stattfindet, wird das Kind oft und natürlich immer dann gestillt, wenn es hungrig zu sein scheint. Das nennt man «Stillen nach Bedarf», und es ist erstaunlich, wie bald das Kind seinen eigenen individuellen Trinkrhythmus findet. Seine Fütterungszeiten sind sicherlich nicht in irgendeinem Buch aufgeführt, und sie stimmen sicher überhaupt nicht mit denen überein, die der Kinderarzt empfohlen hatte, aber sie passen genau zu diesem individuellen Kind. Sie sind ziemlich regelmäßig, und der Körper der Mutter paßt sich dem schnell an. Ein Beispiel: Mutter kauft Weihnachtsgeschenke; plötzlich fängt die Milch an auszutreten; sie merkt auch ohne Uhr, wie spät es ist und weiß, daß jetzt zu Hause jemand unglücklich ist. Der Milchaustrittsreflex (Let down-Reflex) folgt nicht der Uhr, sondern einem Zeitmuster, daß sich nach Wochen und Monaten des Stillens herausgestellt hat.

Wenn das Baby zu einer Zeit schläft, in der es eigentlich gestillt werden sollte, dann bedeutet das entweder, daß es bei der vorigen Mahlzeit genug bekommen hat, daß es seine Windel noch nicht naßgemacht hat oder daß es gerade seinen Mahlzeitrhythmus umstellt. In jedem Fall will es jetzt nicht trinken, sondern schlafen. Ein Rat: Wecke niemals ein schlafendes Baby! Die letzte Abendmahlzeit bildet bei dieser Regel möglicherweise eine Ausnahme. Als Catherine und Alexandra noch sehr klein waren, weckte ich sie gewöhnlich am späten Abend auf und stillte sie, bevor wir selbst zu Bett gingen. Wir waren jung und brauchten ungestörten Schlaf. Wir hofften, durch die späte Mahlzeit eine ruhige Nacht zu haben. Häufig klappte es auch. Eva durfte allerdings immer trinken und schlafen, wann sie wollte. Ich war jetzt um etliches älter, und eine gestörte Nacht machte mir nicht mehr soviel aus. Nach ein paar Wochen schlief auch sie meistens durch.

Laß also das Baby entscheiden. Ich weiß wohl, daß dieser Gedanke für viele zu radikal klingt. Wir sind alle durch Traditionen beeinflußt.

So wird auch heute noch von einigen populären Standardwerken zur Säuglingspflege empfohlen, das Kind höchstens zehn bis fünfzehn Minuten trinken zu lassen, es unbedingt in regelmäßigen Abständen und immer zu den gleichen Zeiten zu stillen. Ebenso galten früher strenge Regeln über die Art und Weise, wie die junge Mutter auf das Schreien ihres Babys reagieren sollte. Es wurde ihr doch tatsächlich empfohlen, das Schreien zu überhören, eventuell sogar das Kind in ein abgelegenes Zimmer abzuschieben, damit sein Schreien nicht mehr bis zu ihr dringen konnte!

Wenn sich an dieser Einstellung in den letzten zwanzig Jahren auch viel verändert hat, so werde ich immer noch deprimiert, wenn ich an all die Babies denke, die nach diesen Regeln großgeworden sind, die allein in ihren Zimmern gelegen und sich in den Schlaf geweint haben und wieder und wieder festgestellt haben müssen, daß ihr Schreien, anfangs ihre einzig mögliche Art der Mitteilung, keinerlei Ergebnis brachte, daß sie völlig machtlos und hilflos in einer Erwachsenen-Welt von Regeln und Gewalt waren. Aber ist es für die Eltern nicht genauso schlimm, so unbarmherzig sein zu müssen, es aushalten zu müssen, ihr Baby stundenlang schreien zu hören, ein schlechtes Gewissen haben zu müssen, wenn sie das Baby «außer der Zeit» hochnehmen – da «häufig ein Wirbelsäuleschaden dadurch hervorgerufen wurde, daß das Kind dauernd herumgetragen wurde»? Wie kann man nur eine so lächerliche Behauptung glauben? Wir haben alle Bilder von Stämmen in Afrika, in Asien und Amerika gesehen, wo die Mütter ihre Kinder in ihren Armen, auf dem Rücken oder auf der Seite tragen, in Tüchern und Schals und wo die Babies den Körper der Mutter in ihren ersten Lebensjahren beinahe niemals verlassen. Wachsen diese Kinder verkrüppelt heran?

Ein kleines Kind muß gewiegt, umarmt, an sich gedrückt werden; es muß den Körper der Mutter fühlen können mit den bekannten Bewegungen und dem vertrauten Herzschlag. In einem Kinderkrankenhaus in den USA waren die Kinder, die in einem Zimmer lagen, wo Tag und Nacht ein Tonband mit dem menschlichen Herzschlag lief, zum Beispiel viel ruhiger als die, in deren Zimmer das nicht der Fall war. Ein gemütlicher kleiner Korb oder eine Schachtel, in der das Neugeborene in der ihm sehr angenehmen Embryohaltung liegen kann, ist besser als ein großes leeres Gitterbett. Anfangs wirken harte leere Flächen beängstigend auf Babies; sie haben das Gefühl, daß es keinerlei Grenzen gibt, und sie strampeln hilflos mit Armen und Beinen und schreien, besonders wenn sie auf dem Rücken liegen; auf dem Bauch fühlen sie sich viel sicherer. Wenn du während des Windelwechsels eine Decke unter das Baby legst und sie gegen seinen Körper schiebst, so daß es nicht von einer Seite auf die andere rollen kann, dann wird es sofort viel ruhiger werden. Das ist auch der Grund, warum Babies beim Baden so häufig schreien; auf dem Rücken zu schwimmen, nur mit einer Hand als Stütze unter den Schultern, ist furchterregend. Du kannst genauso leicht von Anfang an mit dem Baby zusammen duschen oder baden und es gegen deinen Körper halten, damit es keine Angst bekommt. Es wird bald lernen, daß flache Oberflächen nicht gefährlich sind.

Die Methode, ein Kind mit einem Geschirr im Bett anzubinden, sollte gesetzlich verboten werden. Und, glaub mir, sie wird in den sogenannten zivilisierten Ländern immer noch angewandt,

«damit das Kind es lernt, im Bett zu liegen; Betten sind zum Schlafen da und nicht zum Spielen. Kinder sollen im Bett liegen, nicht sitzen, aufstehen, sich herumdrehen, sich die Decke über den Kopf ziehen, sich bloßstrampeln, ihren Kopf in eine Ecke drücken, usw.».

Diese Antworten auf die Frage warum sie ihre Kinder mit Hilfe einer Gurtdecke im Bett festbanden, bekam ich von einer Gruppe Eltern, die an einer Forschungsarbeit über die Psychoprophylaxe teilnahmen.

Die Eltern binden ihre Kinder im Bett an, damit ihnen nichts passieren kann, während sie selbst auf ein paar Stunden ausgehen. Das ist unmenschlich! Ist es da erstaunlich, daß viele Kinder anfangen zu weinen, sobald sie nur ihr Bett sehen?

Denk nur daran, wie schön es sein sollte und sein könnte, ins Bett zu gehen und zu schlafen. Das Bett ist die erste eigene Welt, die das Kind erforschen kann, eine Welt außerhalb von Mutter und außerhalb von ihm selbst. Stell dir nur die Freude vor, sich selbst umdrehen zu können, den Spaß, in der Lage zu sein, ganz bis zu deinem Teddy zu krabbeln, die vielen fröhlichen Stunden, die damit verbracht werden, das Aufstehen und Hinsetzen zu üben, in das Gitter zu beißen, all deine Spielsachen auf den Fußboden zu werfen, die Vorhänge aufzuziehen, aus dem Fenster zu schauen, die Füße durch die Gitterstäbe zu stecken und wieder zurückzuziehen, an dem Bett zu rütteln und schließlich mit deinem Lieblingsteddybär oder -decke oder -daumen hinzufallen und in einer Ecke des Bettes auf dem Bauch einzuschlafen mit dem Po in der Luft. Ein Bett ist eine wunderbare Angelegenheit. Niemand hat das Recht, es in ein Gefängnis zu verwandeln, wo das Kind genau in der Mitte auf dem Rücken wie in einer Zwangsjacke liegen muß.

Ich fragte eine Freundin, warum sie ihren Zweieinhalbjährigen festband.

«Er ist so unternehmungslustig, er würde wahrscheinlich aus dem Bett klettern. Außerdem ist er so daran gewöhnt, daß es ihm überhaupt nichts ausmacht; wahrscheinlich würde ihm etwas fehlen.»

Vielleicht gewöhnt sich auch ein Gefangener an seine Zelle! Aber wie schnell würde dieser Kleine doch seine Freiheit schätzen lernen. Wenn er allein in und aus seinem Bett klettern kann, warum sollte man dann nicht einige Gitterstäbe herausnehmen und ihn selbständig werden lassen?

Ich habe einmal eine Definition von «Liebe» gehört, über die ich viel nachdenken mußte und viele Jahre brauchte, um sie zu verstehen: «Liebe ist, wenn man sich gegenseitig zur Selbständigkeit verhilft.» Das ist genau auf die Mutter-Kind-Beziehung zugeschnitten. Je selbständiger das Kind ist, desto selbständiger kann auch die Mutter sein. Und das bedeutet, daß es für beide Teile wichtig ist, die Entwicklung des Kindes zur Selbständigkeit zu fördern und nicht zu hindern.

Erziehung zur Sauberkeit ist ein passendes Beispiel. So war es früher üblich – und wird auch bisweilen heute noch empfohlen – mit dem «Töpfchen-Gehen» anzufangen, sowie das Kind imstande war, frei zu sitzen. Spielen, Essen und andere Ablenkungen waren absolut verboten; die «Entleerungen» waren eine «Pflicht», die erledigt werden mußte!

Alles muß nach der Uhr gehen, alles muß regelmäßig sein. Aber der wichtigste Zeitpunkt wird nicht erwähnt, der nämlich, wenn das Kind selbst auf den Topf gehen *möchte*. Ein Kind kann diese Körperfunktionen anfangs überhaupt nicht beherrschen und ist sich ihrer oft gar nicht bewußt. Mit dem Topf sollte man deshalb so lange warten, bis das Kind sich körperlich beherrschen und auch begreifen kann, was es tun soll. Wenn die Zeit dazu gekommen ist, dann kann das Ganze fröhlich ablaufen und die Selbständigkeit fördern. Wenn die Mutter sitzt, dann kann zum Beispiel das Kind auch sitzen, und beide können sich von Toilette zu Topf unterhalten. Ein Kind kann ohne große Schwierigkeiten die Höschen an- und ausziehen. Es kann sich die frischen aus der untersten Schublade holen und sich eine hübsche Farbe aussuchen. Es kann sein schmutziges Höschen in den Korb für schmutzige Wäsche stecken und sich dabei sehr schlau vorkommen. Die zweijährige Catherine holte sogar einen Lappen aus der Küche, um ihren kleinen See auf dem Fußboden sehr eifrig aufzuwischen.

Das Aufziehen eines Kindes ist keine Pflicht mehr. Es ist eine Aufgabe, die die Frauen von heute völlig freiwillig übernehmen. Dank der modernen Verhütungsmittel entscheiden wir, ob und wann wir eine neue Person in unser Leben für viele Jahre lang mit hineinnehmen wollen. Liberale Gesetze für legale Abtreibung sind absolut notwendig, damit sich die Frauen die Kinder auch gewünscht haben, die sie zur Welt bringen. Es ist unser Recht und das Recht des Kindes, das mit uns leben wird. Wir müssen auch bedenken, daß das Kind, so klein es auch noch sein mag, ein Individuum ist, einzigartig und anders als wir selbst. Unser Zusammensein beginnt bei der Geburt, und beide Seiten müssen sich anpassen, so daß unser Leben miteinander so harmonisch wie möglich sein kann. Dafür braucht man Liebe und Respekt füreinander. Stillen ist ein Ausdruck der Liebe, und indem wir uns in vielen

Dingen nach den Bedürfnissen des Kindes richten, zeigen wir von Anfang an, daß wir seine Einzigartigkeit respektieren.

Daraus folgt, daß wir das Kind entscheiden lassen sollen, wann es mit dem Saugen an der Brust aufhören möchte. Manchmal können wir diesen Prozeß etwas beschleunigen, indem wir erst eine, dann zwei Mahlzeiten am Tag mit Flasche oder Tasse geben und das Kind dafür morgens und abends solange stillen, wie es möchte. Manchmal braucht ein älteres Kind die Brust mehr als Trost denn als Nahrungsquelle. Vielleicht ist es gefallen, klettert dann auf den Schoß der Mutter und möchte einen Schluck Muttermilch, nur ein bißchen, damit es sich wieder besser fühlt und weiterspielen kann.

Wie ich schon sagte, habe ich Catherine sechs Monate lang gestillt und dann aufgehört, weil mir ein Kinderarzt einen falschen Rat gab. Alexandra habe ich viel länger gestillt. Wir hatten beide viel Freude daran und hätten sicher lange noch so weitergemacht; aber sie war elf Monate alt, lief schon, und ihr Vater meinte, daß sie zum Stillen zu groß sei. So hörten wir damit auf. Das Stillen fehlte mir, und Alexandra suchte oft vergeblich nach meiner Brust, oder sie kam mit ausgestreckten Armen auf mich zu, den kleinen Mund zum Saugen bereit, wenn sie mich halb angezogen sah.

Eva wollte ich solange Stillen, wie sie selbst es wollte, ohne Rücksicht darauf, was die Leute darüber dachten. Ich war im Gedanken daran glücklich und freute mich auf eine Stillzeit von zwei bis drei Jahren. Im Frühjahr reisten Eva und ich durch Europa – eine Nacht im Bett, die nächste im Flugzeug oder im Zug. Sie war 9½ Monate alt, und durch das Stillen hatte ich keine Probleme mit ihrer Ernährung auf dieser Reise. Eines Tages hatte ich eine Verabredung mit meinem Redakteur, um über dieses kleine Buch zu sprechen. Damit wir in Ruhe miteinander sprechen konnten, wollte eine Freundin mit Eva spazierengehen. Eva weinte jedoch, und ich beschloß, mich selbst um sie zu kümmern. Das Manuskript, über das wir sprechen wollten, handelte ja von dem Verhältnis zwischen Mutter und Kind, und ich dachte, daß vielleicht die praktische Vorführung meiner Ideen von Nutzen sein könnte. Während wir uns unterhielten, stillte ich Eva und setzte sie dann auf den Boden. Sie krabbelte los, und nichts in ihrer Nähe war vor ihr sicher. Schließlich mußte ich den Fernsehapparat in das anschließende Zimmer in die entfernteste Sofaecke stellen. Eva krabbelte hinterher, richtete sich auf und versuchte vergeblich, den Fernseher zu erreichen. Schließlich gab sie es auf, sah mich im anderen Zimmer und fing an zu gehen – zum allererstenmal – langsam und sehr unsicher, Schritt für Schritt, ein Triumphmarsch von einem Teppich über den Parkettboden auf den nächsten Teppich bis zu mir. Sie war begeistert und stolz. Sie war außer sich vor Freude. Sie lief, fiel hin, krabbelte wieder hoch, stolperte, bis sie zu erschöpft war. Am Nachmittag wollte sie meine Brust nicht – ich dachte, sie sei zu müde. Abends weigerte sie sich, die Brust zu nehmen – ich dachte, daß sie vielleicht zu viele fremde Gesichter gesehen hätte. Nachts im Zug weigerte sie sich wieder – ich dachte, es läge am Zug, an meinen übervollen Brüsten, an meiner wachsenden Nervosität. Früh am nächsten Morgen trank sie Birnensaft, als ob sie am Verdursten sei, und das war sie natürlich auch beinahe, aber sie drehte ihren Kopf entschieden weg, machte einen steifen Rücken und schrie jedesmal ärgerlich, wenn ich ihr nur meine Brust zeigte. Am Tag zuvor hatte sie wie gewöhnlich mehrere Male getrunken und jede Mahlzeit sehr genossen, und nun plötzlich wollte sie nicht mehr. Was war geschehen? Am nächsten Nachmittag in Süddeutschland saugte sie an der rechten Seite, und eine Woche später an einem Morgen in Schweden brachte ich es mit List zustande, daß sie verschlafen ein paar Minuten an meiner linken Brust saugte. Dann waren die schönen Zeiten vorbei.

Zuerst war ich verzweifelt und verfluchte mich selbst tausendmal, daß ich sie zu dieser Reise voller Anstrengungen und neuer Eindrücke gezwungen hatte. Ich kam mir ungeliebt vor, war deprimiert – und natürlich voller Milch, die niemand wollte. Mein Buch über das Stillen schien mir jämmerlich, und es war einfach eine schlimme Zeit – aber nur für mich! Eva bewegte sich in einer himmlischen Atmosphäre voller Erfolg. Sie genoß ihr Leben, alle neuen Leute und sich selbst und ihre neugefundene Freiheit am allermeisten. Ich pumpte meine Milch glasweise heraus, und sie mochte sie gern frisch aus dem Kühlschrank und mit einem Löffel. Meine Milch ging nur sehr langsam zurück, und noch Monate später war etwas da.

Ich brauchte etwa zwei Wochen, bis ich begriff, daß ich überhaupt nichts falsch gemacht hatte, sondern genau das eingetreten war, was ich gewollt hatte. Eva wollte nur früher und schneller aufhören, als ich erwartet hatte. Sie ist jetzt dreizehn Monate alt. Sie trinkt zwei Flaschen fettarme Milch am Tag, die Morgenflasche bei mir im Bett. Sie ißt dasselbe wie wir, obgleich sie meistens ihre Finger dazu benutzt. Sie küßt und schmust, ist zufrieden, fröhlich und den ganzen Tag voller Neugierde. Alles Zerbrechliche oder Wertvolle ist aus ihrer Reichweite entfernt worden. Eva krabbelt die Treppen hinauf und hinunter, läuft im Haus herum, spielt, singt, tanzt, jagt Hund und Katzen, räumt die Dinge auf Borden und in Schränken um und kommt hin und wieder einmal zu ihrem alten Ställchen – in dem jetzt ich mit diesem Manuskript und meiner elektrischen Schreibmaschine sitze. Wir unterhalten uns ein Weilchen, sie wird umarmt, ich bekomme ein Spielzeug, einen Deckel oder einen aufgeweichten Keks, und dann läuft sie wieder fort, und ich kann weiterarbeiten. Das Leben ist wunderschön, und wir beide können für vieles froh und dankbar sein, vor allen Dingen dafür, daß wir uns haben.

Wir stillen, wo wir wollen

Es ist also am einfachsten, dann zu stillen, wenn das Kind hungrig ist und trinken möchte; das führt dazu, daß wir während der monate- oder jahrelangen Stillzeit manchmal an sehr merkwürdigen Orten stillen werden. Wir müssen unsere Kinder eben dort stillen, wohin wir sie mitnehmen, und meistens sind wir dann nicht allein.

Wie gesagt, die ersten Stillversuche finden im Entbindungszimmer und auf der Mütterstation statt. Mutter und Kind brauchen anfangs oft etwas Hilfe dabei. Wenn du dich unsicher fühlst, dann bitte eine der Angestellten, dir zu helfen. Vielleicht hat die Hebamme oder Schwester ihre eigenen Kinder gestillt und weiß genau, was zu tun ist. Wenn das nicht der Fall ist, dann hat sie vielleicht andere Frauen dabei beobachtet und kann dir Rat und Hilfe geben; zusammen läßt sich's leichter lernen.

Bei der ersten Mahlzeit solltest du auf der Seite liegen. Später kannst du im Bett oder auf einem Stuhl sitzen. Aber wichtiger als alles andere ist, daß du völlig entspannt bist, egal ob du im Liegen oder im Sitzen stillen willst. Du mußt lernen, dich von äußerer und innerer Anspannung freizumachen. Innere Anspannung kann durch vieles verursacht werden: Angst, daß man nicht stillen kann, Schüchternheit, weil andere Menschen um dich sind, Schuldgefühle aus tausend verschiedenen und oft ganz unsinnigen Gründen. Wenn du dir Sorgen machst und innerlich unruhig bist, dann ist es am besten zu versuchen, die Ursache für diese Gefühle zu finden und die Schwierigkeiten mit einer anderen Person durchzusprechen. Manchmal braucht man nur die richtigen Worte zu finden, selbst wenn man sie nicht laut ausspricht; das Problem ist gelöst, und man fühlt sich sicherer. Es ist oft leichter, mit der äußeren Anspannung fertig zu werden. Viele Frauen haben während ihrer Schwangerschaft bereits Entspannungsübungen gemacht, um eine leichtere Geburt zu haben; jetzt kann man außerdem noch Kissen, Armstützen und ähnliches zu Hilfe nehmen.

Laß uns nun zur Seitenlage bei Babys erster Mahlzeit zurückkehren. Mache es dir so bequem wie möglich. Denke an ein Kissen, damit du den Kopf nicht heben mußt, um dein Kind zu sehen. Atme ein paarmal tief ein und aus und kontrolliere, ob dein ganzer Körper entspannt ist, vom Gesicht bis zu deinen Zehen. Die Milch wird wie ein Bach im Frühling fließen.

Später, wenn du beim Stillen sitzt, gilt dasselbe. Achte zuallererst darauf, daß du bequem sitzt. Schieb dir ein Kissen unter den Arm, der das Baby hält, leg ein Polster unter die Knie, wenn du im Bett sitzt, so daß auch deine Beine sich völlig entspannen können. Nimm ein Kissen für den Kopf, und wenn du in einem hohen Stuhl sitzt, stell dir einen Hocker unter die Füße. Benutze nur Stühle mit Armlehnen, und wenn die Lehnen zu niedrig sind, leg dir ein Kissen unter die Ellbogen. Der Arm, in dem das Baby liegt, sollte immer gestützt werden, sonst kann sich der Körper nicht entspannen. All dies kommt dir vielleicht etwas albern vor, aber denke daran, wie müde du nach der Geburt sein kannst. Ein Baby eine halbe Stunde lang im Arm zu halten, selbst wenn es nur sieben Pfund wiegt, kann leicht sehr anstrengend sein.

Wenn du aus dem Krankenhaus nach Hause kommst, wirst du bestimmt einen Stuhl oder ein Sofa finden, das für das Stillen besonders bequem ist. Es hat sich herausgestellt, daß der gute alte Schaukelstuhl sehr bequem ist. Und da ich gerade davon spreche, wie wichtig Entspannung beim Stillen ist, laß uns das Thema Al-

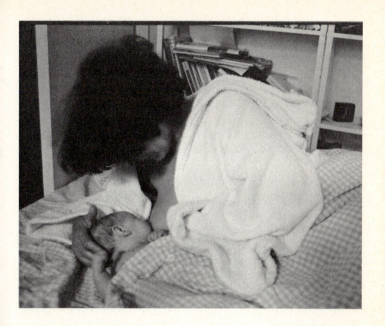

kohol nicht vergessen. Es ist oft gesagt worden, daß Bier für stillende Mütter besonders gut ist. Hefe und Malz sollen gut für die Milch sein, die Flüssigkeitsmenge ist sicher auch nützlich, aber der Alkohol selbst ist wahrscheinlich am allerwichtigsten. Er sorgt dafür, daß wir die Dinge ein bißchen gelassener sehen und entspannt uns. Aber bitte mißversteh mich nicht! Ich meine ganz sicher nicht, daß die stillende Mutter sich jedesmal einen Schnaps genehmigen soll, wenn sie das Kind anlegt. Zuviel Alkohol während Schwangerschaft und Stillzeit ist gefährlich für das Kind; das gilt auch für das Rauchen. Aber ein kleines Glas Bier oder Wein hin und wieder wird euch beiden nicht schaden. Wenn du weder Wein noch Bier magst, dann kannst du natürlich auch ein Glas Milch, eine Tasse schwachen Tee oder ein Glas Saft trinken, wenn du Durst hast; auch das kann dich entspannen.

Ich will damit sagen, daß die Mahlzeit für das Kind und für dich eine angenehme Zeit sein soll. Bequem sitzt du im besten Sessel des Hauses mit einem angenehmen Getränk vor dir, hörst möglicherweise Musik, die du magst und hast dein Baby nah bei dir.

Es sollte entspannend und erfreulich sein, und nichts sonst ist wichtiger. Wenn du gerade für die Familie kochst, und Baby will gefüttert werden, dann laß jemand anderen das Kochen übernehmen. Wenn du Gäste hast, dann laß sie sich eine Weile um sich selbst kümmern. Wenn jemand an der Tür klingelt, laß ihn warten oder später wiederkommen. Wenn das Telefon läutet, laß es läuten. Zuerst kommen Mutter und Kind, und nichts und niemand sollte ihre Ruhe stören dürfen.

Eine Mutter, die mehrere Kinder hat, muß natürlich auch immer an die anderen Kinder denken. In einem solchen Fall kann die Stillzeit ihr die Muße geben, dann ein Lied mit dem Größeren zu singen, eine Geschichte vorzulesen oder zu hören, was der Lehrer in der Schule gesagt hat. Das Kleine wird ihre Nähe spüren, selbst wenn sie den älteren Geschwistern zur gleichen Zeit zuhört. Es ist nicht ungewöhnlich, daß das ältere Kind wie das Baby ein wenig saugen oder wenigstens die Milch probieren möchte. Es mit weisen Worten abzuwehren, daß es «zu groß» sei oder daß es «nicht gut schmecke», ist nicht sinnvoll. Laß es probieren und das selbst feststellen. Ein Versuch genügt meistens, um das Kind zu überzeugen, daß

«Milch von Mutters Brust für das Baby am besten ist; ich habe sie selbst getrunken, als ich ein Baby war. Aber jetzt bin ich groß und kann Milch aus dem Laden trinken».

Wie Haim Ginott in seinem Buch *Between parent and child** sagt:

«Wenn das Kind selbständig zu diesem Schluß kommen kann, dann kann es stolz darauf sein, daß es schon groß und vernünftig ist, und es braucht nicht eifersüchtig zu sein oder sich ohne Hoffnung auf Erfüllung zu wünschen, wieder so winzig wie das Baby zu sein.»

Wie ich schon gesagt habe, wir sind häufig nicht allein, wenn wir stillen. Im Krankenhaus gehen die Schwestern, Mütter und Besucher aus und ein, als ob nichts passierte. Und es ist ja auch nichts! Brüste sind gar nicht so bemerkenswert. Einige der seriösesten Wochenzeitschriften zeigen doch nackte Busen auf ihren Umschlägen. Warum sollten wir uns schämen, wenn zufällig jemand uns sieht? Oder ist das nicht der echte Grund? Die Brust ist

---

* Haim G. Ginott, *Eltern und Kinder*. Rowohlt Taschenbuch Verlag, Reinbek 1969

zu einem Sexsymbol gemacht worden, und jetzt müssen wir uns deshalb ihrer schämen? Wenn du darüber nachdenkst, dann ist das lächerlich. Zufällig ist das der Teil des Körpers, wo sich die Nahrung des Babys befindet, und wenn das Kind trinkt, dann sieht man natürlich ein bißchen davon. Wir müssen auch nicht den Teller verstecken, wenn wir essen. Und wir sitzen schließlich auch nicht splitternackt da. Außerdem befinden sich alle Mütter auf der Station in derselben Lage. Das Beste ist, wenn man über seine Hemmungen lacht.

Ich werde niemals den Tag im Allgemeinen Mütterkrankenhaus in Stockholm vergessen, als sie mich an die Milchpumpe anschlossen. Es war am fünften Tag nach der Entbindung, und ich hatte Unmengen von Milch. Die kleine Catherine bekam viel mehr, als sie angeblich trinken sollte, selbst wenn sie nur fünf Minuten lang trank (allerdings kann, wie ich vorher gesagt habe, ein gestilltes Kind nie überfüttert werden). Die Schwester kam sogar zu mir, nachdem sie das Kind gewogen hatte und schimpfte mich aus, daß ich Catherine wohl zu lange habe trinken lassen. Sie hätte mir gesagt, das Kind nicht länger als fünf Minuten trinken zu lassen. Sie könne schließlich nicht danebenstehen und aufpassen, daß ich es korrekt täte. Und jetzt hätte das Baby mehr als 150 Gramm bekommen anstatt 100. Und dann kam sie mit der Milchpumpe an. Andere Säuglinge, deren Mütter noch keine Milch hatten, sollten an unserem Überfluß teilhaben. Die Pumpe war eine große Maschine, schwarz, aus Glas und Plastik mit allerlei Schläuchen und Saugtrichtern. Da saß ich in meinem Bett und hörte dem regelmäßigen Pumpgeräusch der Maschine zu, das vom Zischen der spritzenden Milch unterbrochen wurde und sah, wie meine Brustwarze in den Trichter gesaugt wurde, daumenlang, wieder und wieder. Es war wirklich grotesk, obgleich es sich gut anfühlte, die Milch loszuwerden und zu wissen, daß sie anderen Babies helfen würde. Es tat auch nicht weh, sondern es verletzte nur meinen Stolz. Ich kam mir wie eine Kuh auf einem modernen Bauernhof vor! Ich wußte nicht, ob ich lachen oder weinen sollte, aber schließlich tat ich das erste. Die anderen Mütter im Zimmer lachten auch, und die ganze Atmosphäre entspannte sich.

Ich habe festgestellt, daß du ziemlich viel Humor brauchst, wenn du dein Baby stillen willst. Eine stillende Mutter gerät in so viele merkwürdige Situationen, daß sie entweder mit einem Gefühl des Abscheus und der Erniedrigung aufgibt, oder sie lernt es, über sich selbst zu lachen und hat Spaß daran. Es beginnt zu Hause, wenn du zum erstenmal versuchst, die Brustgymnastik zu machen, die dir in dem Vorbereitungskurs auf die Geburt empfohlen wurde: «Hebe die gebeugten Arme auf Kinnhöhe und fasse dich lose an den Unterarmen an. Dann schiebe die Haut in Richtung Ellenbogen mit kurzen schnellen Bewegungen.» Wenn du die Übung richtig machst, dann werden deine Brüste auf- und niederhüpfen. Es ist ein albernes Gefühl, aber es ist die einzig wirksame Übung, um die Muskeln, die die Brust stützen, zu stärken; es lohnt sich, dies vor und nach der Geburt zu tun. «Dann mußt du deine Brustwarzen massieren, sie vorsichtig zwischen Daumen und Zeigefinger rollen, in die Brust reindrücken und wieder langziehen.» All dies bereitet sie auf das Stillen vor, härtet sie ab und macht sie für das Kind leicht erreichbar. Da sitzen wir also, mit einer nackten Brust in jeder Hand und drücken, rollen und ziehen. Und dann sollten wir in den letzten Schwangerschaftswochen lernen, ein paar Tropfen Kolostrum aus der Brust zu drücken. Dies ist eine gute Übung, um die Milchkanäle zu öffnen und um das Pumpen mit der Hand zu lernen, etwas, was später wichtig sein kann, wenn man mit dem Stillen begonnen hat und was viel praktischer ist als Handpumpen und Saugtrichter.

«Halte deine Brust in einer Hand und massiere sie langsam mit der anderen Hand vom Brustkasten bis zum Warzenvorhof. Massiere die Brust in die andere Hand hinein und auf allen Seiten. Greife den Warzenhof mit Daumen und Zeigefinger und ziehe daran zur Brustwarze hin. Dann schiebe den Warzenhof zum Brustkasten hin und lasse gleichzeitig los. Fasse wieder zu und ziehe hinaus. Wiederhole dies regelmäßig etwa acht- bis zehnmal und achte darauf, daß du den ganzen Warzenhof einschließt. Dann massiere die Brust wieder und pumpe wieder.»

Du liebe Zeit! Anfangs ist das nicht leicht, und wenn du es wirklich fertigbringst, etwas Flüssigkeit herauszudrücken, dann mache die ganze Übung im Badezimmer über dem Waschbecken vor dem Spiegel. Und dann schaust du einmal auf! Weine nicht, lächle! Sind wir nicht wunderschön mit unseren großen schweren Brüsten, die mit den dunklen klebrigen Brustwarzen auf dem schwangeren Bauch wie auf einem Vorsprung liegen?! Denk nur daran, wie anpassungsfähig wir sind! Wenn du mit dem Stillen angefangen hast, dann werden deine Brüste zu den ungünstigsten Zeiten lecken. Zum Beispiel, wenn du geduscht hast und dir gerade so sauber, schlank und hübsch vorkommst, fangen die Brüste an zu tropfen. Indem du die Brustwarzen hineindrückst, kannst du den Milchfluß aufhalten, aber wie kannst du dich dann abtrocknen und anziehen? Glaub mir, du wirst es lernen. Wenn das Baby trinkt, dann wird es meistens auch aus der anderen Brust etwas tropfen. Bevor du es dir also zu bequem machst, solltest du dir eine Windel oder ein sauberes Handtuch neben dein Lieblingsgetränk legen. Halte das Baby im Arm und kontrolliere mit der anderen Hand, daß die ganze Brustwarze einschließlich des Hofes in seinem Mund ist und daß die Brust nicht die Nase des Kindes bedeckt, dann kannst du sogar die andere Brustwarze vorsichtig hineindrücken. So vermeidest du, daß sich die Brustwarze aufstellt und verminderst oder verhinderst völlig das Tropfen der anderen Seite.

Anfangs müssen unsere Körper es lernen, sich den Bedürfnissen des Kindes anzupassen. Häufig wird zu Anfang mehr Milch als nötig produziert. Manchmal wachst du morgens auf und schwimmst beinahe in deiner Milch. Ich schlage vor, daß du deine schönsten Nachthemden für einen späteren Zeitpunkt aufbewahrst und lieber ein Handtuch unter dich legst, um die Matratze zu schützen. Dein Körper wird bald lernen, nur genug Milch für das Baby herzustellen, und die Schwierigkeiten werden verschwinden. Wenn wir natürlich nach jeder Mahlzeit abpumpen, dann wird der Körper weiterhin zuviel Milch produzieren. Er kann zwischen Baby und Pumpe nicht unterscheiden; er produziert, je nachdem wieviel Milch jedesmal entnommen wird. Genau dasselbe passiert, wenn du dem Baby nach dem Stillen noch eine Zusatzflasche gibst, da du meinst, daß du nicht genug Milch hast. Dann glaubt dein Körper, daß er genug Milch produziert und macht weiterhin «zu wenig». Er kann wirklich nicht wissen, daß das, was das Baby aus der Flasche saugt, eigentlich von der Brust kommen sollte. Nur wenn das Baby an der Brust saugt, dann kann der Körper wissen, daß der Bedarf größer ist als das Angebot und kann solange mehr produzieren, bis der Bedarf gedeckt ist.

Wir müssen unseren Körpern Zeit lassen, sich auf das Kind einzustellen. Auch während der Schwangerschaft dauert es eine Weile, bis sich der Körper an das Kind gewöhnt hat. Im allgemeinen rechnet man da mit drei Monaten. Wenn wir unseren Brüsten nach der Geburt ebensoviel Zeit zugestehen, dann können wir uns beruhigen, entspannen und sicher sein, daß genügend Milch für das Kind zu den von ihm bestimmten Mahlzeiten bereit sein wird. Das Nässen hat nach drei Monaten ganz sicher aufgehört. Was sind diese drei Monate? Eine klebrige, etwas schmerzhafte und manchmal frustrierende, aber einmalige Zeitspanne in unserem Leben als Frauen.

Während der Stillzeit gibt es auch noch andere Situationen, in denen unsere Brüste leicht überfließen und wo ein bißchen Humor, Verständnis und ein Handtuch von Nutzen sein können. Dies passiert lange nach den drei Monaten Gewöhnungszeit, und zwar jedesmal beim Geschlechtsverkehr. Je aufregender es ist, desto nasser werden wir. Zu glauben, daß unsere Brust während der Stillperiode nur dem Baby gehört, ist völlig verkehrt; unsere Körper wollen auch anderen gern von ihrem Reichtum abgeben, und es gibt für den Mann wirklich keinen Grund, sich ausgeschlossen zu fühlen, keinen Grund, auf das Kind eifersüchtig zu sein.

Gute Freunde von mir verhalfen einander wörtlich zu einer langen, erfolgreichen Stillzeit für ihren kleinen Sohn. Das passierte vor mehr als fünfzehn Jahren, als Stillen in den USA nicht «modern» war. Ihr Junge war winzig bei der Geburt, er war schwach und konnte nicht gut saugen. Auf Grund des schwachen Reizes schoß die Milch nicht ordentlich ein. Sie wollte wirklich gern stillen. Meine Freundin pumpte nach jeder Mahlzeit, sogar zwischen den Mahlzeiten, aber die Milchproduktion wurde dadurch nicht wesentlich verbessert. Und da fing der Mann an zu helfen. Er tat, was völlig natürlich schien: er saugte, wenn sein Sohn zu müde wurde. Bald gab es genug Milch, das Kind wuchs und wurde so kräftig, daß er es bald allein schaffte, und die Ehe war um eine wunderschöne Erfahrung reicher.

Während du stillst, kannst du all deine Kleider weghängen, die am Rücken geschlossen werden und mußt die hervorholen, die du vorne öffnen kannst. Wenn du am Abend ohne das Baby ausgehst, dann kannst du natürlich dein bestes Kleid tragen, aber suche dir das aus, das nicht so leicht ruiniert werden kann. Wenn du von deinem Baby sprichst oder an es denkst, dann könnte die Milch leicht anfangen zu fließen, und dann sitzt du da und wünschst, du hättest das buntbedruckte Kleid angezogen statt des hellblauen seidenen. Je ein großes gefaltetes Männertaschentuch in beiden Seiten des Büstenhalters gibt im allgemeinen genug Schutz; man kann auch spezielle Einlagen für den Büstenhalter kaufen, die den gleichen Zweck erfüllen. Natürlich gibt es besondere Stillbüstenhalter, die vorn leicht zu öffnen sind. Sie sollten aus Baumwolle sein, so daß sie gut waschbar sind und breite Träger haben. Kaufe dir deine Stillbüstenhalter am Ende der Schwangerschaft, wenn deine Brust beinahe so groß ist wie später beim Stillen; vielleicht solltest du den BH sogar eine Nummer größer kaufen. Im allgemeinen werden deine Brüste zum Ende der Schwangerschaft hin zwei bis vier Pfund schwerer und bleiben so während der Stillzeit. Dann brauchen die Muskeln, die normalerweise die Brust halten, die Unterstützung eines gutsitzenden Büstenhalters, so daß die Brust die Form nicht verliert und sich später nicht mehr als üblich senkt. Viele Frauen meinen, daß es bequemer ist, Tag und Nacht einen BH zu tragen. Andere möchten sich durch den BH nicht so eingeengt fühlen und behaupten, daß die Brust weniger näßt, wenn sie sich frei bewegen kann. Das mußt du für dich allein herausfinden.

Das günstigste Kleidungsstück für die Stillzeit ist ein loses Oberteil, Bluse oder Pulli, das du nur ein bißchen auf einer Seite hochziehen mußt, wenn du stillen willst. Keine Knöpfe sind zu öffnen, keine Haut wird der Öffentlichkeit gezeigt; das bißchen Bauch, welches freiliegt, wenn du stillst, wird von dem saugenden Baby bedeckt. Wenn das Baby hustet, ein Bäuerchen machen muß oder satt ist, kannst du es ohne Bedenken hochheben, das Oberteil fällt hinunter, und man sieht nichts.

Man sagt, daß Nahrung beruhigt. Ein gestilltes Kind muß nur selten schreien. Die Nahrung ist da, sobald es anfängt, unruhig zu werden, es braucht nicht zu warten. Mutter merkt es, nimmt das Baby hoch und legt es an die Brust. Es schaut, findet, saugt und ist wieder still. Es ist so wunderbar einfach. Wo wir zwei uns auch immer befinden, unabhängig von Umständen, Zeit, bekannten oder unbekannten Leuten um uns herum, immer haben wir einander in liebevoller Zusammengehörigkeit.

Wir stillen, wie wir wollen

Hier werde ich von den Schwierigkeiten sprechen, die am häufigsten beim Stillen auftreten und ein paar Ratschläge, Richtlinien und Hinweise geben, die die Sache vielleicht etwas einfacher machen. Im übrigen aber meine ich, was ich in der Überschrift sage: Wir können stillen, wie wir wollen. Jede Frau soll so stillen, wie es ihr selbst am besten paßt. Es gibt keine genauen Regeln, denen man absolut folgen muß. Niemand kann dir genau sagen, was du tun sollst und was nicht. Wie alles andere, was in deinem Leben mit deinem Baby zu tun hat, hängt auch dies von dir selbst und von deinem Kind ab. Nimm Dinge nicht so schwer und sei immer auf Veränderungen vorbereitet. Achte auf dein Kind. Zusammen werdet ihr allmählich Verhaltensweisen entwickeln, die auf euch allein zugeschnitten und also richtig sind.

Anfangs möchtest du dich beim Stillen vielleicht hinlegen. Lege dich so bequem wie möglich auf die eine Seite, auf der das Kind saugen wird und versuche, dich ganz zu entspannen. Das Kleine sollte mit seinem ganzen Körper so dicht wie möglich an deinem liegen, mit dem Kopf auf der Matratze und nicht auf deinem Arm. Manchmal ist es für das Baby vielleicht *schwierig*, die *Brustwarze zu finden* und sie richtig im Mund zu halten. Kinder werden mit einem Suchreflex geboren. Wenn etwas ihre Wange berührt, dann drehen sie sich automatisch danach um und suchen nach einer Brustwarze, während ihr Mund schon Saugbewegungen macht. Es klingt so einfach, kann aber doch verkehrt gemacht werden.

Eine von Catherines ersten Mahlzeiten war ein vollkommener Reinfall, einfach weil ich nicht genug Erfahrung hatte. Sie wurde mir ins Zimmer gebracht und schien übermüdet und überhaupt nicht hungrig. Die Schwester sagte, daß sie im Säuglingszimmer schrecklich geschrien hätte. Vermutlich hatte sie sich selbst in den Schlaf geweint, oder man hatte ihr einen Schluck aus einer Flasche gegeben, um sie zu beruhigen. Auf jeden Fall schien sie überhaupt nicht am Trinken interessiert. Ich versuchte, sie dahin zu bringen, daß sie die Brust nahm, aber sie weigerte sich. Sie drehte sogar jedesmal ihr Gesicht weg, wenn ich versuchte, ihren winzigen Kopf mit meiner Hand an die Brust zu schieben. Sie schien wirklich ärgerlich zu werden, und schließlich fing sie an zu schreien; so gab ich den Versuch auf und sie schlief ein. Ich konnte mich noch nicht einmal an meinem schönen, schlafenden Baby freuen; ich lag nur da und kämpfte mit den Tränen. Sie hatte ihren Kopf weggedreht, sie wollte mich nicht! Ich erinnere mich nicht, ob mich die Schwester nicht außerdem auch noch ausschimpfte, daß ich das Baby nicht zum Trinken gebracht hatte und sie einfach nur die zwanzig Minuten schlafen ließ, die sie bei mir war. Ich erinnere mich nur, wie unglücklich ich war, wie schwierig mir plötzlich alles vorkam, wie unendlich groß die Verantwortung. Wie würde ich es jemals schaffen? Ich wußte überhaupt nichts von kleinen Kindern, und, was das angeht, auch nichts von großen Kindern. Ich wollte wirklich eine gute Mutter sein. Ich wünschte mir so sehr, daß Catherine mich mögen würde, und jetzt konnte ich sie noch nicht einmal zum Trinken bewegen; sie drehte nur ihr Gesicht fort!

Was hatte ich falsch gemacht? Wie gesagt, ein Neugeborenes hat einen Such- und Faßinstinkt. Als ich versuchte, den Kopf des Kindes an meine Brust zu schieben, berührte meine Brust ihre eine Wange und meine Hand gleichzeitig die andere. Dadurch war das Kind verwirrt, und sie wußte nicht mehr, nach welcher Seite sie sich drehen sollte; schließlich folgte sie meinen Fingern, die den größeren Druck ausübten. Sie hatte sich nicht aus Desinteresse von meiner Brust abgewandt; es war nur eine Reflexbewegung. Es war allein meine Schuld, daß es nicht funktionierte. Wenn nur meine Brust die Wange des Kindes berührt hätte, dann hätte es den Kopf in die richtige Richtung gedreht und an der richtigen Stelle nach der Brustwarze gesucht.

Es kann auch ein bißchen schwierig sein, die Brustwarze in den Mund des Babys zu bekommen. Du kannst mit deiner freien Hand die Brustspitze fassen und versuchen, die Brustwarze und den sie umgebenden dunklen Warzenhof so weit wie möglich in den Mund des Kindes zu schieben. Wenn die Brustwarze sich weit genug im Mund des Kindes befindet, dann kann das Kind sie gut fassen, es wird anfangen zu saugen, und die Brustwarze wird erst herausrutschen, wenn es mit dem Trinken aufhört oder einschläft und dann losläßt.

Ein neugeborenes Baby sieht so winzig und schwach aus, aber es hat eine enorme Saugkraft. Du brauchst nur deinen kleinen Finger in seinen Mund zu stecken, und du kannst es fühlen. Es ist klar, daß unsere *Brustwarzen* anfangs etwas *empfindlich* sind, selbst wenn wir vorher alles getan haben, um sie abzuhärten: wir haben sie zwischen Daumen und Zeigefinger hin- und hergerollt, haben sie vorsichtig langgezogen, haben sie gekniffen, haben ein paar Tropfen Kolostrum herausgedrückt, haben unseren ganzen Oberkörper jedesmal nach dem Bad mit einer weichen Bürste abgebürstet, haben kalt geduscht und die Brustwarzen mit einem Handtuch abgerieben, haben unsere Brust der Sonne ausgesetzt oder eine Höhensonne benutzt, wenn wir genug Zeit hatten, haben vielleicht sogar die Spitzen eines alten BHs abgeschnitten, so daß die Brustwarzen bei jeder Körperbewegung durch die Kleidung berührt und abgehärtet wurden. Sie können trotzdem empfindlich werden, wenn das Kind mit dem Saugen anfängt. Es ist deshalb besser, das Baby in den ersten Tagen auf jeder Seite nicht mehr als fünf Minuten saugen zu lassen. Laß es lieber häufiger trinken, so daß die Brustwarzen sich daran gewöhnen können.

Häufig bekommt man vor dem Stillen im Krankenhaus einen kleinen Lappen mit einer desinfizierenden Flüssigkeit, um die Brustwarzen damit abzuwischen; säubere damit deine Hände! Täglich duschen und ein sauberer, trockener BH sind ausreichend. Wasche deine Brust *nicht* mit *Seife*; sie entzieht der Haut die natürlichen Öle, die die Brustwarzen schützen. Es reicht völlig aus, sich die Hände vorm Stillen zu waschen, was auch nur nötig ist, wenn deine Hände wirklich schmutzig sind; Babies werden gegen «Familienbazillen» immun. Alles andere wie Behälter mit Wattebäuschchen, Kompressen, Flaschen mit Seifenlösung und ähnlichen Flüssigkeiten sind überflüssig, teuer und nehmen nur Platz weg. Nach dem Stillen solltest du deine Brust *nicht waschen*! Muttermilch enthält einen bakteriostatischen Bestandteil, der eine heilende Wirkung für die Brustwarzen hat. Setze dich also nach dem Stillen noch etwas hin und lasse deine Brust an der Luft trocknen. Wenn dein Stillbüstenhalter mit einer schützenden Plastikfolie ausgelegt ist, solltest du sie herausschneiden, sonst kann die Feuchtigkeit der Haut nicht verdunsten, und die Brustwarzen werden weich und besonders empfindlich. Sonnenschein wirkt bei empfindlichen und wunden Brustwarzen Wunder, natürlich nur an windgeschützten Orten genossen und in vernünftigen Mengen.

Wenn du aber deine Brust anfangs schützen willst, wie bringt man es dann fertig, daß ein eifrig saugendes Baby losläßt? Versuche niemals, deine Brust herauszuziehen. Es klappt beinahe nie, und selbst wenn du trotz des großen Widerstands damit Erfolg haben solltest, dann leidet immer die Brustwarze selbst darunter, die du ja gerade schützen willst! Wenn du deinen Zeigefinger oder den kleinen Finger langsam in eine Ecke des Kindermundes schiebst, dann dringt auch Luft in den Mund, der Unterdruck löst sich, und du kannst die Brustwarze leicht herausziehen. Selbst wenn ein Kind mit dem Trinken fertig ist, wird es versuchen, die Brustwarze festzuhalten, sobald du versuchst, sie herauszuziehen. Dann kann eine Fingerspitze am Mundwinkel helfen, besonders wenn du schon schmerzende Brustwarzen hast. Später, nach fünf, sechs oder sieben Monaten wird es vielleicht günstig sein, sich an diese Kniffe zu erinnern. Und zwar dann, wenn das Baby seine ersten Zähne bekommt. Sein Zahnfleisch ist geschwollen und empfindlich; es versucht, alles in den Mund zu stecken, es fühlt sich gut an zu beißen! Manchmal kann es nicht widerstehen und beißt auch in die Brustwarze. Aber ein Baby wird schnell lernen, daß seine Mutter nichts davon hält. Wenn es einmal beißt, dann wird die ganze schöne Milch, die Wärme, die Nähe und Sicherheit schnell wie der Blitz verschwinden, die sanfte Stimme der Mutter wird sich bedrohlich anhören, und bisher unbekannte Wolken werden ihr geliebtes Gesicht bedecken. Im allgemeinen passiert das einmal und nie wieder; aber, um ganz sicher zu gehen, hältst du hinterher noch eine Weile lang beim Stillen deinen Zeigefinger dicht an den Mund des Babys – quasi als «Absicherung»! Ich selbst bin dreimal gebissen worden, von Catherine, von Alexandra und von Eva; jedes Kind machte seine eigenen Erfahrungen.

Wenn du deine Brustwarze gut auf das Stillen vorbereitet hast, wenn du in den ersten Tagen viele kurze Mahlzeiten gibst und wenn du nach jedem Stillen deine Brust richtig an der Luft trocknen läßt, dann kannst du mit etwas empfindlichen, aber heilen Brustwarzen davonkommen. Wenn sie doch einmal *wund* werden, was dann? Versuche dich weiter zu entspannen, konzentriere dich darauf, hole dir ein großes Glas Bier und stille weiter. Die Haut an der Spitze der Brustwarze ist vielleicht verletzt oder ringförmig teilweise offen. Egal wie groß die Stelle ist oder wie sie aussieht, es wird weh tun. Es tut nicht die ganze Zeit weh, sondern nur, wenn das Baby sich anfangs festhält und mit dem Saugen beginnt. Du kannst dich zehn Minuten vor dem Stillen unter die Wärmelampe setzen, den *Syntocinon Nasenspray* (ein synthetisch hergestelltes

Oxytocin-Präparat) benutzen, die Brustwarzen hervorlocken und mit der Hand etwas Milch herauspumpen, damit die Milch sofort kommt, wenn du dem Kind die Brust gibst. Versuche dich nicht zu verkrampfen, atme ein paarmal tief ein und aus und entspanne dich. Ziehe die Brust nicht wieder heraus, auch wenn es anfängt weh zu tun. Sobald das Baby sich richtig festgesaugt und mit dem Trinken begonnen hat, hört der Schmerz im allgemeinen auf. Ändere die Lage des Kindes so, daß an einer anderen, heilen Stelle der Brustwarze mehr gesaugt wird. Achte darauf, daß das Kind mit seinem Kinn deine Brust berührt, daß sich soviel vom Warzenhof wie möglich im Mund des Kindes befindet. Die Brustwarze sollte so tief wie möglich im Rachen des Kindes liegen, wo dann die Saugkraft nicht ganz so groß ist. Gib dem Kind zuerst die weniger wunde Brust.

Offensichtlich kann eine wunde Brustwarze bluten, doch darüber braucht man sich keine Sorgen zu machen. Es schadet dem Kind nicht. Wir sollten allerdings darauf achten, daß die kleine Stelle nicht größer wird und sich nicht infiziert und daß sie so schnell wie möglich heilt. Das sagt sich so leicht, wenn das Kind alle drei Stunden saugt! Milch, Luft, Sonne und Wärme können helfen. Wenn du eine Höhensonne hast, dann setz dich, nicht zu lange, davor. Häufig tut schon die Wärme einer Lampe sehr gut. Als ich Eva stillte, entdeckte ich, daß auch eine normale Glühbirne helfen kann. Als ich mit dem Stillen fertig war, setzte ich mich aufs Sofa, zog eine Leselampe auf die Höhe meiner Brust hinunter, hielt die wunde Brustwarze mit meinen Fingern hoch und drückte einen Tropfen Milch heraus, mit der ich sie benetzte. Dann hielt ich den kleinen Riß offen, fühlte die Wärme der Lampe ein paar Zentimeter von meiner Brust entfernt und konnte sehen, wie die Stelle austrocknete und meine Haut schön glatt wurde. Wahrscheinlich sah das alles ziemlich albern aus, aber es dauerte nur ein paar Minuten, und es lohnte sich. Wenn die Stelle trocken war, strich ich etwas reines Lanolin darauf, so daß die Haut nicht zusammenklebte, sondern völlig heilen konnte und bis zur nächsten Mahlzeit geschmeidig blieb. Es gibt mehrere Spezialcremes für wunde Brustwarzen, aber reines Lanolin, weißes, klebriges Zeug, daß man in einer Drogerie oder Apotheke kaufen kann, hat sich als das Beste und Billigste herausgestellt. Wenn du auf Lanolin allergisch reagierst, dann wird deine Milch immer noch die beste Heilsalbe sein.

Ein anderes Problem beim Stillen, das häufiger vorkommt, ist die sogenannte *Milchverstopfung*. In jeder Brust befinden sich eine Anzahl von Milchdrüsen, die die Milch produzieren. Im Gewebe um die Drüsen liegen Muskeln, die sich zusammenziehen und die Milch aus den Milchdrüsen durch die Milchkanäle in den Milchsinus (einer Sammelstelle für die Milch, die genau hinter der Brustwarze liegt und einen kleinen Zugang zu einer Öffnung in der Spitze der Brustwarze hat) drücken. Durch das Hormon Oxytocin im Blut werden die Muskeln angeregt, sich zusammenzuziehen. Das Oxytocin wiederum wird von der Hypophyse ins Blut gegeben, wenn sie zum Beispiel durch das Saugen des Babys dazu angeregt wird. Dieses wird, wie schon gesagt, der *Let down-Reflex* (Milchausscheidungsreflex) genannt; ohne ihn kann von den Milchdrüsen keine Milch weitertransportiert werden. Dieser Reflex wird später nicht nur direkt durch das Saugen des Kindes hervorgerufen, sondern auch indirekt dadurch, daß man an das Kind denkt, oder durch angenehme Empfindungen beim Geschlechtsverkehr, also durch *physiologische* und *psychische* Faktoren. Deshalb ist es auch möglich, den Let down-Reflex psychisch zu unterbinden. Wenn man sich zu viele Gedanken macht, zum Beispiel ob genug Milch da ist, wird der Reflex nicht ausgelöst, die Milch hört auf zu fließen, und die ursprünglich überflüssigen Sorgen stellen sich als angeblich berechtigt heraus. Hier kann ein Glas Wein oder Bier oder etwas anderes zur Entspannung helfen. Dies ist auch der Grund, warum es überaus wichtig sein kann, die Schwiegermutter nach Hause zu schicken, die sagt, daß das Baby hungrig zu sein scheint und wahrscheinlich nicht genug Milch bekommt. Wenn du meinst, daß du mit dem Let down-Reflex Schwierigkeiten hast, dann kannst du dir eine kleine Spraydose mit synthetischem Oxytocin besorgen und fünf oder zehn Minuten vor dem Stillen ein wenig davon in beide Nasenlöcher sprühen. Dasselbe Spray wird manchmal auf der Entbindungsstation benutzt, um die Geburt in Gang zu bringen. Der Uterus ist auch ein glatter Muskel und reagiert deshalb auf das Oxytocin. Du kannst dir auf alle Fälle vom Krankenhaus eine Sprayflasche mitnehmen. Schon das Gefühl, die Flasche in deinem Medizinschrank parat zu haben, läßt meist den Let down-Reflex tadellos funktionieren, so daß du sie kaum je benutzen mußt.

Ich begann aber damit, daß Milchverstopfung und nicht der Let down-Reflex ein häufiges Problem darstellt. Was ist Milchverstopfung? Wie der Name sagt, bedeutet es, daß die Milch sich selbst ihren Weg «verstopft» hat und nicht aus den Milchdrüsen abfließen kann. Die volle Milchdrüse fühlt sich groß, hart und empfindlich an. Um so etwas rechtzeitig festzustellen, sollte man seine Brüste wenigstens zu Beginn der Stillzeit nach jeder Mahlzeit des Babys abtasten. Wenn du noch Stellen findest, die sich hart anfühlen, dann kannst du versuchen, sie durch *Pumpen* mit der Hand zu entleeren. Im übrigen ist dein Baby die beste Milchpumpe, die es gibt. Stille öfter auf der empfindlichen Seite. Zwischen den Mahlzeiten kannst du versuchen, die Milch mit der Hand herauszupumpen: Während du die Brust in der einen Hand hältst, massiere mit der anderen die empfindliche Drüse vorsichtig vom Brustansatz zur Drüse hin; betaste die Drüse mit beiden Händen, damit du weißt, wie sie sich anfühlt. Streiche vorsichtig ein paarmal darüber, massiere die Milch heraus und dann versuche sie herauszupumpen. Dann massiere wieder ein bißchen, bevor du wieder pumpst. Achte darauf, daß du alle Stellen hinter der Brustwarze beim Pumpen mit einbeziehst; du mußt den richtigen Milchkanal finden, der von dieser überfüllten Milchdrüse wegführt. Wenn du erst den richtigen Kanal gefunden hast, dann wird die Milch herausspritzen, und du brauchst nur weiterzupumpen, bis sich die ganze Brust weich anfühlt und nicht mehr empfindlich ist. Manchmal können heiße und kalte Tücher, abwechselnd aufgelegt, den Milchfluß wieder anregen. Manchmal hilft ein heißes Bad oder eine Dusche. Aber, wie gesagt, das Baby ist die beste Milchpumpe, die es gibt. In der Drüse befindet sich nur Milch, und die kann dem Kind nicht schaden. Selbst wenn die Haut an der Stelle, wo sich die Verstopfung befindet, rot und warm ist und du etwas erhöhte Temperatur hast, weist das nicht unbedingt auf eine Infektion oder einen Abszeß hin, und wir sollten uns darauf konzentrieren, die Milch irgendwie herauszubekommen. Versuche es mit Oxytocin-Spray, stille dein Kind oft, massiere und pumpe; wenn das nicht hilft, kannst du auch eine elektrische Pumpe von einer Apotheke oder einem Krankenhaus ausleihen. Außerdem kannst du dein Krankenhaus oder den Kinderarzt anrufen und um Rat fragen.

Wenn die Milch etwa drei Tage nach der Entbindung einschießt, dann können deine Brüste hart, heiß und empfindlich werden. Wie ich schon gesagt habe, ist es nicht die Milch, die plötzlich die Brust füllt, sondern das ganze Brustgewebe schwillt ganz einfach an. Es kann etwas schmerzhaft sein, und vielleicht hast du auch Fieber. Manchmal lindert die Wärme einer Lampe oder eines Wollschals den Schmerz, manchmal fühlen sich Eisbeutel auf der Brust angenehm an, und die Schwellung geht schneller zurück. Wenn deine Brüste nicht allzusehr geschwollen sind, dann kann dein Baby leichter die Brustwarze fassen und dir durch das Entleeren der Brust noch mehr Erleichterung verschaffen. Später sind manchmal die Brüste morgens besonders hart und voller Milch, wenn das Kind lange geschlafen hat. Es ist schwierig, das hungrige Baby dazu zu bringen, die Brustwarze zu finden, die beinahe in der geschwollenen Brust verschwunden ist. Man kann dann erst ein wenig Milch mit der Hand abpumpen. Der Let down-Reflex wird sich einstellen, und das Kind wird die Brustwarze zum Saugen finden. Das gleiche gilt für empfindliche und schmerzende Brustwarzen. Auch dann ist es einfacher, erst ein wenig mit der Hand abzupumpen, so daß die Milch gut fließt, wenn das Kind mit dem Saugen anfängt.

Ob du dein Baby an *eine oder beide Brüste* bei jeder Mahlzeit anlegst, hängt von deinen eigenen Erfahrungen ab. Die Milchmenge wird nur durch die Nachfrage bestimmt. Das bedeutet, je mehr das Kind saugt, oder je mehr du abpumpst, desto mehr wird vorhanden sein. Anscheinend hat ein Kind auch Zeiten, in denen es mehr Milch möchte. Vielleicht ist dein Baby mal einen oder zwei Tage besonders unzufrieden und will dauernd trinken. Am Tag danach wirst du mehr Milch als vorher haben, und das Baby wird dann wieder zufrieden sein. Wenn du dir Sorgen machst, ob du genug Milch hast, dann kannst du einfach dein Baby häufiger und jedesmal auf beiden Seiten stillen. Es wird nicht lange dauern, und du hast viel Milch. Selbst wenn du mit dem Stillen aufhörst oder eine Spritze gegen die Milchproduktion bekommen hast, kannst du sie wieder in Gang bringen, wenn du das Baby nur saugen läßt. So kann es passieren, daß Frauen, die nie ein Kind gehabt haben, ihre adoptierten Kinder stillen können. Sie haben das Baby von der Flasche auf die Brust umgestellt. Beide Brüste produzieren auch nicht generell gleich viel Milch. Es gibt einen Stamm in Afrika, wo nur mit einer Brust gestillt wird, da die andere traditionell durch Kleidung bedeckt ist. Ein anderes Beispiel: Eine Mutter von Zwillingen, die jedem Kind immer dieselbe Brust gab, merkte bald, daß sie viel mehr Milch auf der einen Seite hatte, mit der sie ihren kräftigen Jungen stillte, als in der Brust, die das zartere Mädchen immer bekam.

Das bedeutet, daß du wirklich ein Baby nur mit einer Brust stillen kannst, wenn es nötig wäre. Wenn zum Beispiel eine der Brustwarzen sehr schmerzen sollte, so daß du auf der Seite mit dem Stillen aufhören mußt und statt dessen pumpst, oder wenn du dort eine Milchdrüseninfektion bekommen hast, dann kannst du dein Baby auf der anderen Seite saugen lassen; wenn die Brust wieder geheilt ist, kannst du zu deiner alten Methode zurückkehren. Es macht natürlich etwas mehr Mühe und dauert auch etwas länger, aber du kannst dich auf deinen Körper verlassen, er funktioniert wunderbar.

Ich selbst habe bei jeder Mahlzeit immer nur eine Brust benutzt. Ich habe das Baby angelegt, wenn es hungrig war und ließ es dann trinken, solange es wollte, häufig fünfzehn bis zwanzig Minuten lang. Der Let down-Reflex setzte ein, nachdem das Baby etwa eine Minute gesaugt hatte, und anscheinend schien es während der nächsten fünf bis acht Minuten alle Milch zu bekommen, die es wollte; der Rest der Zeit wurde mehr dazu benutzt, um sein Saugbedürfnis zu befriedigen, ihm das gewünschte Gefühl der Wärme, Nähe und des Behütetseins zu geben. Schließlich wurde das Baby müde und ließ meine Brust los. Ich nahm es auf, um es ein Bäuerchen machen zu lassen und ließ es dann schlafen bis zur nächsten Mahlzeit drei bis vier Stunden später, dann gab ich ihm die andere Seite. Dieses System war für mich ideal; ich mußte nicht mitten in der Mahlzeit die Seiten wechseln und, wenn eine Brustwarze etwas empfindlich geworden war, konnte ich ihr sechs bis acht Stunden Ruhe geben. Man konnte an der Größe leicht sehen, welche Brust gerade dran war. Die meisten Frauen benutzen allerdings beide Seiten bei jeder Mahlzeit. Sie fangen dann mit der Brust an, an der das Baby bei der vorigen Mahlzeit gerade aufgehört hat. Wenn es genug bekommen hat, dann kann es aufstoßen, ein Weilchen spielen, gewindelt oder gebadet werden, kann ein paar Löffel Gemüse- oder Obstbrei bekommen und danach an der anderen Seite trinken, solange es will oder bis es einschläft. Stillen auf beiden Seiten bei einer Mahlzeit hat den Vorteil, daß man sich wegen der unterschiedlichen Größe der Brüste nicht «schief» vorkommt und daß es durch den häufigen Reiz an beiden Seiten einfacher ist, eine gute Milchproduktion aufrechtzuerhalten. Außerdem gibt es Situationen, in denen man bei jeder Mahlzeit auf beiden Seiten stillen muß, dann nämlich, wenn das Baby nicht ordentlich zunimmt. Das Kind kann an der zweiten Seite durch den Let down-Reflex mit weniger Mühe an die fetthaltige Milch herankommen. Wenn das Baby aber wirklich satt ist oder zu schnell zunimmt, dann genügt häufig eine Seite pro Mahlzeit.

Achte auf dein Kind. Im allgemeinen wird es dich wissen lassen, was es will. Wenn es einmal zuviel trinkt, dann wird es einfach den Überfluß wieder ausspucken. Wenn es nicht genug bekommt, dann wird es einfach ein paar Stunden früher aufwachen und eine Zwischenmahlzeit wollen. Wenn du meinem Rat folgst, Uhr und Waage in einen dunklen Schrank verbannst und auf dein Baby hörst, dann wirst du sicher bald in einen guten Still-Rhythmus kommen. Selbst wenn das Baby bei der wöchentlichen Gewichtskontrolle angeblich nicht zugenommen hat, so ist es sicher gewachsen und hat die gute Nahrung verwertet. Wenn das Kleine zufrieden ist, gut schläft und wächst, kannst du beruhigt sein und kannst all das Schöne genießen, was ihr miteinander erlebt. Bevor du weißt, wie dir geschieht, wird dein Baby zu einem unternehmungslustigen Kleinkind geworden sein, was krabbelt, dann geht, dann läuft und dir bald mit Worten sagen kann, was es will und was nicht.

Du brauchst dich während der Stillzeit an *keine besondere Diät* zu halten. Iß vernünftig und gut, am besten von den gleichen Nahrungsmitteln, an die sich dein Baby schon während der Schwangerschaft gewöhnt hat, nur brauchst du jetzt etwas weniger. Es ist unnötig, etwas nur deshalb nicht zu essen, weil man gehört hat, daß Babies davon wund werden. Iß und trink wie immer. Falls du dann bemerken solltest, daß dein Baby jedesmal Ausschlag oder einen wunden Po bekommt, wenn du zum Beispiel Rotkohl oder Schokolade ißt, dann solltest du natürlich damit aufhören und sehen, ob es hilft. Meistens verschwindet der Ausschlag bereits, wenn man dem Kind nicht zuviel anzieht. Es ist auch richtig, weiterhin die gleichen Vitamin- und Kalktabletten zu nehmen wie während der Schwangerschaft. Das gesunde Essen, Kalk- und Vitamintabletten sind für dich wichtiger als für dein Kind. Dein Körper verbraucht seine Reserven, um die Milch herzustellen, die in ihrer Zusammensetzung ziemlich einheitlich ist. In völlig verschiedenen Kulturen mit völlig verschiedenen Eßgewohnheiten ist Muttermilch immer gleich zusammengesetzt. Eine wissenschaftliche Untersuchung hat gezeigt, daß die Milch einer gut genährten amerikanischen Mutter beinahe dieselbe Zusammensetzung hatte wie die ihrer unterernährten indischen Schwester. Die amerikanische Milch war zwar fetter, die indische hatte dafür mehr Eiweiß, aber weniger Vitamine, besonders C und A; der Nährwert war jedoch gleich. Bilder von runden zufriedenen Babies in den Armen ihrer hungernden Mütter erstaunen mich immer wieder; sie werden gestillt. Erst wenn diese Kinder von der Brust genommen werden, werden sie krank und hungern wie der Rest der Bevölkerung.

Denke also daran, daß die Mutter sich zwar gut und sinnvoll ernähren sollte, daß sie aber nicht besonders viel essen muß. Das Kind nimmt sich, was es braucht, und die Mutter kann dabei sogar ein paar Pfund abnehmen und sich besser dabei fühlen.

Bei *Medikamenten* gibt es eine Regel, der du immer folgen kannst. Medizin, die du während deiner Schwangerschaft einnehmen durftest, soll genauso ungefährlich sein, wenn du stillst. Alles was das Kind vor der Geburt nicht über die Plazenta erreichen konnte, kann es auch nicht über die Milch erreichen. Es gibt natürlich Ausnahmen, und du solltest jetzt mit Medikamenten genauso vorsichtig sein wie während der Schwangerschaft und immer deinen Arzt um Rat fragen.

Wann soll man mit dem *Zufüttern* anfangen? Wenn das Baby es kann und will. Wir begannen mit der festen Nahrung während des fünften Monats und dann nur zögernd, zweimal die Woche und nur, um dem Kinderarzt sagen zu können: «O ja, sie bekommt feste Nahrung; Bananen und auch Mohrrüben.» Tatsächlich war es erst zum Ende des fünften Monats, daß das Baby auch festeren Brei ordentlich vom Löffel ablecken konnte und dabei zufrieden aussah. Dann gab ich ihm mittags Gemüse und Obst. Allmählich bekam es dann Gemüse mit etwas Fleisch zum Mittag und etwas Obst am Nachmittag. Mit etwa sechs Monaten, als es in seinem Stuhl sitzen konnte, fing es an, allein zu essen, natürlich mit den Fingern, und zwar kleine Würfel gekochter Mohrrüben, Kartoffeln, Sellerie, Erbsen, Bohnen, Tomaten, Rührei, Milchbrei, gehacktes Fleisch oder winzige Fleischstückchen. Während ich das

Abendessen zubereitete, saß mein Kind da und futterte alles, was ich ihm nur geben konnte. Hin und wieder bekam es einen Löffel Babynahrung, die es gern aß. Ein bißchen Saft oder Milch in einer Babytasse mit Deckel. – Wieviel Spaß hatte es an der Schmiererei! Und was es alles spielend dabei lernte – verschiedene Konsistenzen, Formen, Farben, Geruch- und Geschmacksrichtungen erkennen, fassen und in dem Mund weiter bearbeiten. Und es beendete seine Mahlzeit mit Mutters Milch. Nach ungefähr einem Monat, als nicht mehr die Hälfte seines Essens auf dem Boden landete, nahmen wir das Baby mit ins Eßzimmer und ließen es mit uns essen; erst kleine Stückchen, gut mit den Fingern zu essen, dann größere mit dem Löffel, später mit Messer und Gabel.

Es ist erstaunlich, wie schnell Kinder lernen, selbständig zu essen und wie wenig dann auf den Boden fällt. Wenn sie mit der Familie zusammen sein dürfen, dann macht das Essen Spaß, und beinahe alles schmeckt, wenn sie sich selbst füttern dürfen. Mit einem Bad nach dem Abendessen, einer langen Stillmahlzeit vor dem Schlafengehen (während der Herr des Hauses abwäscht) – mit Ermutigung zur Selbständigkeit und gleichzeitig mit dem Beweis der Verbundenheit und viel Zärtlichkeit, können Mutter und Kind langsam ein Verhältnis entwickeln, das auf gegenseitigem Respekt und Vertrauen beruht.

Deine Stillfibel

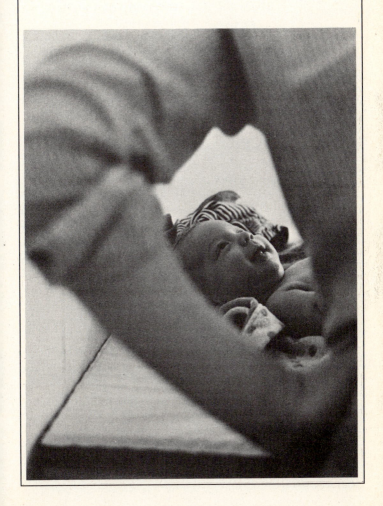

Fang so früh wie möglich mit dem Stillen an – am besten schon im Kreißsaal.

Sorg dafür, daß du in der Klinik soviel wie möglich mit deinem Kind zusammen bist.

Mutter und Kind brauchen viel Zeit,
um einander kennenzulernen.

Stille, wenn du dich nach der Nähe und Wärme deines Kindes sehnst.
Stille, wenn dein Kind hungrig oder unglücklich zu sein scheint.
Stille, wenn dein Kind wach ist und ihr das Stillen üben wollt.
Stille, wenn deine Brüste spannen und sich druckempfindlich und voll anfühlen.

Wenn du oft stillst, nimmt deine Milchmenge zu,
wenn du selten stillst, nimmt deine Milchmenge ab.

Gib dem Kind bei jedem Stillen beide Brüste und fange die nächste Mahlzeit mit der Brust an, an welcher das Kind zuletzt getrunken hat.
Laß das Kind anfangs nur einige Minuten an jeder Brust saugen. Nach einigen Tagen, wenn deine Brustwarzen nicht wund sind, kannst du die jeweilige Stillzeit verlängern.
Leg dich bequem auf die Seite, das Bett flach und ein Kissen unter den Kopf, so daß du ihn nicht selber stützen mußt, um das Kind sehen zu können.
Leg das Kind so hin, daß sein Kopf auf der Matratze neben deiner Brust und sein kleiner Körper so dicht wie möglich an deinem liegt.
Laß das Kind deine Haut fühlen.
Atme ein paarmal tief durch die Nase ein und langsam durch den Mund wieder aus. Entspanne dich so gut du kannst.
Locke deine Brustwarze heraus. Drücke vorsichtig ein paar Tropfen Kolostrum oder Milch hervor und befeuchte damit Warze und Warzenhof.

Berühre die untere Backe des Kindes mit der Brustwarze, dann dreht das Kind den Kopf in Richtung Brustwarze und öffnet meistens den Mund.

Hilf dem Kind, die Brustwarze und soviel wie möglich vom Warzenhof zu fassen.

Halte deine Brust mit einer Fingerspitze von der Nase des Kindes weg, damit es frei atmen kann.

Steck eine Fingerspitze in den Mundwinkel des Kindes, wenn es die Brustwarze loslassen soll.

Gib dem Kind Zeit, deine Wärme, Nähe und Stimme kennenzulernen. Der Geruch und Geschmack deiner Milch wird es schon früher oder später zum Trinken locken.

Mutter und Kind brauchen viel Zeit,
um sich aneinander zu gewöhnen.

Schone deine Brustwarzen. Laß sie nach dem Stillen an der Luft trocknen.

Bestreiche auch zwischen den Mahlzeiten des Kindes manchmal deine Brustwarzen mit Milch und laß sie unbedeckt.

Wasch dir oft die Hände.

Übe, mit der Hand etwas Milch abzupumpen. Sammle die abgepumpte Milch zu Hause als Reserve in der Gefriertruhe.

Wasche deine Brüste einmal täglich mit klarem Wasser. Benutze keine Seife.

Halte deine Brüste trocken. Nimm oft einen frischen BH. Tausche häufig die Einlagen im BH. Benutze nie Plastikeinlagen im BH.

Laß dein Kind aufstoßen, ehe du es an die andere Brust legst. Auch nach dem Stillen und manchmal während der Mahlzeit, wenn die Milch sehr schnell fließt, kannst du es zum Aufstoßen hochheben.

Du brauchst dein Kind nicht jedesmal zu wickeln, wenn du es stillst, nur dann, wenn es sehr naß ist oder Stuhlgang gehabt hat. Ein kleines Kind ist selten «schmutzig».

Die wichtigste Pflege ist
Liebe und Stillen.

Ein Brustkind nimmt unterschiedlich viel zu verschiedenen Mahlzeiten zu sich. Im Krankenhaus solltest du es vielleicht öfters wiegen. Zu Hause reicht es, wenn es anfangs einmal wöchentlich, später seltener gewogen wird. Alles ist in Ordnung, solange dein Kind etwa parallel mit der normalen Gewichtskurve zunimmt, ob darunter oder darüber ist egal.

Viele Kinder wollen sehr häufig trinken, besonders nachdem sie aus der Klinik nach Hause gekommen sind. Sei damit einverstanden, daß die Anzahl der Mahlzeiten von Tag zu Tag verschieden sein kann. Einmal stillst du viermal, am nächsten Tag vierzehnmal – beides ist gleich normal. Nach einigen Wochen will das Kind weniger oft trinken, und der Rhythmus wird regelmäßiger.

Die meisten Neugeborenen brauchen auch nachts eine Mahlzeit. Sag der Schwester Bescheid, daß du dein Kind, wenn es nachts aufwachen sollte, auch stillen möchtest. Es läßt sich einrichten.

Manchmal scheint es, als ob die Milch in der Brust drinbleibt. Das Kind saugt, bekommt aber nur wenig Milch. Es wird unruhig, läßt los, zappelt mit Armen und Beinen, schreit, saugt wieder ein bißchen usw. Der Let down-Reflex funktioniert noch nicht richtig. Er kann aussetzen, wenn du unruhig, traurig, ärgerlich, gehetzt und müde bist – oder ganz einfach, weil du dich noch nicht an das Stillen gewöhnt hast. Wenn du vor dem Stillen einige Entspannungsübungen machst, die Wärmelampe und etwas Syntocin-Nasenspray benutzt, mit deinem Kind spielst und schmust, wird es sicher gutgehen.

---

*Mutter und Kind brauchen viel Zeit,
um das Stillen zu lernen.*

Am zweiten bis vierten Tag nach der Entbindung – manchmal erst später – können sich deine Brüste geschwollen und wund anfühlen. Das nennt man den Milch-Einschuß und bedeutet, daß gewisse Hormone (Prolaktin), die nach Ausstoßen der Plazenta deine Kolostrum-Milch-Produktion erst richtig in Gang gebracht haben, jetzt mit Volldampf arbeiten. Dabei wird auch die Blutzirkulation im Brustgewebe erhöht, und die Brüste schwellen an. Es dauert meistens nur 24 Stunden. Wärme, Watte (nicht auf die Brustwarzen) und Wärmelampe können Erleichterung schaffen. Auch Kälte, manchmal fühlt sich ein Eisbeutel auf den geschwollenen Brüsten am besten an.

Gib kurze aber häufige Mahlzeiten.

> *Berate dich mit Arzt, Hebamme und Schwestern;*
> *erzähle, wie es dir geht;*
> *erzähle, wie du dich fühlst.*

Wenn die Brüste gespannt sind, kann dein Kind Schwierigkeiten haben, die Brustwarze zu fassen. Ziehe die Warze etwas hervor und pumpe mit der Hand einige Tropfen Milch ab, ehe du das Kind saugen läßt.

Deine Brüste werden kleiner, nachdem du einige Tage zu Hause gewesen bist. Sie sind nicht mehr so voll wie im Krankenhaus. Viele Mütter haben Sorge, daß sie nun keine Milch mehr hätten. So ist es nicht. Die Milchproduktion ist in vollem Gang, nur hat die Schwellung des Brustgewebes nachgelassen, und die Brüste fühlen sich wieder normal an.

Sollten deine Brustwarzen, trotz aller Vorsicht, wund werden: Gib kurze, eventuell häufigere Mahlzeiten.

Pumpe auch zwischen den Mahlzeiten etwas Milch aus der Brust und befeuchte damit die Brustwarze. Deine Milch hat eine heilende Eigenschaft, laß sie immer auf der Warze trocknen.

Benutze eine Wärmelampe, oder im Sommer die Sonne.

Benutze eine Wärmelampe in Kombination mit Syntocin-Nasenspray kurz vor dem Stillen.

Gib dem Kind erst die weniger wunde Brust und tausche die Seiten, wenn die Milch frei fließt.

Halte das Kind nah an dich heran, damit es nicht unnötig an der Brustwarze zieht.

Schieb ihm Brustwarze und Warzenhof tief in den Mund.

Wenn es die Brust loslassen soll, schieb eine Fingerspitze in seinen Mundwinkel, damit der Unterdruck nachläßt und du die Warze schonend herausziehen kannst.

Laß deine Brust wieder an der Luft trocknen.

Sollte deine Brustwarze sehr wund sein und weh tun, kannst du einen weichen Schnuller (mit großen Löchern) einfach direkt über die Warze legen und das Kind daran saugen lassen. Wenn du etwas Milch in den Schnuller hineinpumpst und ihn auch von außen mit Milch anfeuchtest, wird das Kind ihn sicher gerne nehmen.

Entspanne dich beim Stillen.

Vergiß nicht, daß fast alle Probleme Anfangsprobleme sind.

*Mutter und Kind brauchen viel Zeit,
um sich aneinander zu gewöhnen.*

Die ersten Stunden, Tage und Wochen sind zum Üben und Lernen da.
Laß dir Zeit und gönn dir viel Ruhe.
Laß deinem Kind Zeit, dir zu zeigen, was es will.
Laß deinem Mann Zeit, das Kind kennenzulernen.
Sage ihm, wie es dir geht und wie du dich fühlst.
Frage ihn, wie es ihm geht und wie er sich fühlt.

*Die beste Pflege ist
liebevolles Zusammensein.*

Stillgruppen

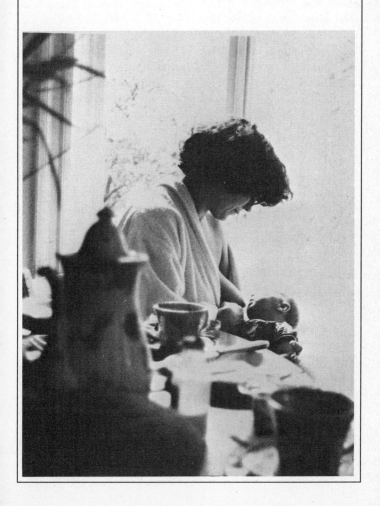

La Leche League International

Die La Leche League International (LLL) wurde im Herbst 1956 von sieben stillenden Müttern gegründet. Sie wählten den Namen nach einem spanischen Schrein der heiligen Jungfrau Maria: Nuestra Señora de la leche y bien parto: unserer Frau der Milch und guten Entbindung. Im Juni 1974 gab es 3800 LLL-Gruppen in den USA und 42 in anderen Ländern. Heute wächst die Organisation etwa um eine Gruppe und eine Vorsitzende pro Tag.

Als ich Mitte der sechziger Jahre zum erstenmal von der LLL hörte, lachte ich laut über diese ganze Idee und bezeichnete die «Milchliga» als typisch amerikanisch. Natürlich ist die LLL typisch amerikanisch, aber in keiner Weise ist die Idee lächerlich, sondern nur positiv und beispielhaft in ihrem furchtlosen, herausfordernden und selbstlosen Bemühen, einander zu helfen. LLL ist auf keinerlei Gewinn aufgebaut, alle Arbeit wird von Freiwilligen geleistet, Tausenden von Menschen, meistens Mütter von kleinen Kindern, die ihre Zeit und Energie einem gemeinsamen Ziel widmen.

Die Organisation der LLL ist sehr einfach aufgebaut. Die Zentrale befindet sich in Franklin Park, Illinois, wo die Gruppe gegründet wurde. Koordinatoren für einzelne Gebiete sind über die ganze USA verteilt, meistens eine oder zwei in jedem Staat. Man kann sie unter LLL im Telefonbuch finden oder über Krankenhäuser. Zu den vielen Pflichten des Koordinators gehört, die verschiedenen LLL-Gruppen in ihrem Gebiet im Auge zu behalten, den Kontakt mit der Zentrale in Franklin Park herzustellen, Namen und Adressen der Gruppenleiter in der Gegend jährlich zusammenzustellen und zu verschicken, Treffen zu organisieren, wo besondere Probleme und Bedürfnisse zur Sprache gebracht werden können, darauf zu achten, daß die einzelnen Gruppen medizinische Experten als Berater haben. Die Gebietskoordinatoren arbeiten mit einer Vorsitzenden zusammen, die für die Einsetzung der neuen Leiter im ganzen Staat verantwortlich ist. Jede LLL-Gruppe sollte möglichst drei Leiterinnen haben, außerdem ein paar Mütter, die freiwillig die Rolle der Sekretärin, Kassiererin, Bibliothekarin, Gastgeberin übernehmen und sich für die Öffentlichkeitsarbeit einsetzen. Als LLL-Leiterin hat man verschiedene Pflichten:

LLL-Gruppenversammlungen zu organisieren: Einmal im Monat findet eine solche Versammlung statt, viermal im selben Haus; danach wird gewechselt. Jede Versammlung findet unter einem Thema statt, über das frei diskutiert wird und auf das sich die Leiterin umfassend vorbereitet hat;

Telefonberatung zu koordinieren: Theoretisch sollte es für eine unsichere Mutter möglich sein, 24 Stunden am Tag eine der drei Leiterinnen anzurufen, um über ihre Probleme sprechen zu können;

die LLL öffentlich zu vertreten: Dazu gehören Vorträge in Schulen, Krankenhäusern und bei öffentlichen Filmvorführungen.

Fast alle Mitglieder der LLL sind im Stillen erfahrene Mütter. Sie müssen keine medizinische Ausbildung haben und geben keinen ärztlichen Rat; schließlich sind auch die meisten Probleme, die beim täglichen Stillen auftreten, nicht medizinischer Natur. Um die rein medizinischen Fragen beantworten zu können, verfügt die LLL über eine Gruppe von Spezialisten, die freiwillig als medizinische Berater arbeiten. Auf Grund dieser fachlichen Zusammenarbeit wurden viele Artikel von der LLL zu den verschiedensten Themen veröffentlicht.

Jede schwangere Frau, mit und ohne kleinen Kindern, ja, jede interessierte Frau ist zu diesen Versammlungen herzlich eingeladen. Ein kleiner Beitrag wird verlangt, um die Selbstkosten zu decken. Man kann alles in Anspruch nehmen, was die Gruppe anzubieten hat: Bücherei, Sonderdrucke und natürlich jederzeit Hilfe von einer der Leiterinnen.

Eine LLL-Gruppe setzt sich meistens aus ganz verschiedenen Menschen zusammen: schwangere Frauen, stillende Mütter und Kinder aller Altersstufen. Es gibt viele Gelegenheiten, über alle möglichen Probleme zu sprechen, Ideen auszutauschen und neue Bekanntschaften zu schließen. Die Bibliothekarin der Gruppe ist da, um Bücher auszugeben; die Kassiererin ist da, falls jemand das Buch der LLL *The Womanly Art of Breastfeeding* kaufen will oder um den Beitrag der Neuen einzusammeln, die Mitglieder der LLL werden wollen. Die Sekretärin und die Verantwortliche für die Öffentlichkeitsarbeit notieren sich das Wesentliche, um den Gebietskoordinator auf dem laufenden zu halten, so daß die hier aufgeworfenen Probleme vielleicht in zukünftigen Versammlungen zur Sprache kommen, als Information für das Nachrichtenblatt der Gruppe benutzt werden oder vielleicht für einen Artikel in der Lokalzeitung verwandt werden können. Die Gastgeberin sorgt für Erfrischungen nach der offiziellen Diskussion. Eine LLL-Versammlung wird zu einem gemütlichen Treffen, wo man viel Neues lernen und neue Leute treffen kann. Manchmal finden sich nur zwei oder drei Mütter und ein paar Kinder ein. Manchmal ist kein freier Stuhl zu finden, und man setzt sich auf den Boden zwischen Taschen mit Windeln, Tragebettchen mit winzigen Neugeborenen und Kindersitzen für ältere Kinder.

Vielleicht fragst du dich, ob wir die «Milchliga» wirklich brauchen. Ich hatte es eigentlich nicht nötig, zu den Treffen zu gehen, und vielleicht schaffst du es auch allein; aber sind nicht gerade wir diejenigen, die anderen viel geben können – der jungen Mutter zum Beispiel, die allein mit ihrem Baby und ihren Sorgen in einer kleinen Wohnung sitzt? Wie gut auch die Vorbereitungskurse für die Geburt sein mögen, wie einfach vielleicht auch die Entbindung war und wie familienbewußt die Mütterstation – wenn die Mutter das Krankenhaus verläßt und nach Hause geht, dann bleiben der Arzt und die Krankenschwestern an ihrem Arbeitsplatz. Vielleicht nimmt sich der Vater ein paar Tage frei, aber auch er muß schließlich an seine Arbeit zurück. Jetzt wird es wichtig, daß sich die junge Mutter nicht eingesperrt und isoliert vorkommt. LLL kann ihr ein neues Gefühl der Zugehörigkeit geben, kann ihr helfen, wenn nötig und stärkt sie in ihrem Bewußtsein, daß sie anderen helfen kann und für andere wichtig ist.

La Leche League in der BRD

Auch in der Bundesrepublik Deutschland hat sich die Organisation der LLL-Gruppen mit großem Erfolg durchgesetzt. Vier Treffen im Monat haben sich auch hier als praktikabel und sinnvoll herausgestellt, wobei thematisch die Schwergewichte liegen auf
- Vorteile des Stillens für Mutter und Kind
- die natürliche Art des Stillens und die Überwindung von Schwierigkeiten
- des Babys erste Wochen; die Familie und das gestillte Kind
- Ernährung und Abstillen.

Einige Gruppen haben auch spezielle Treffen «Nur für Väter». Die Gebühr für die Mitgliedschaft bei LLL beträgt ca. DM 30,– pro Jahr; in dieser Summe sind die Kosten für ein Jahresabonnement der Broschüre *LLL-News* allerdings nicht enthalten. Wenn du noch keiner Gruppe angehörst, überweise deinen Beitrag an die Gruppe, die dir am nächsten wohnt; du kannst dann gleich mitteilen, daß du gern Mitglied werden möchtest. Wenn du schon einer Gruppe angehörst, kannst du deinen Beitrag direkt an die Frau zahlen, die bei euch für die Kasse zuständig ist. Um herauszufinden, ob und wo in deiner Nachbarschaft sich schon eine LLL-Gruppe konstituiert hat, wende dich bitte an die zentrale Adresse der LLL in der Bundesrepublik

La Leche Liga Deutschland e.V.
Postfach 96
8000 München 65

Deine Anfrage wird dann so schnell wie möglich beantwortet; bitte denke an Rückporto.

Näheres über LLL-Gruppen in der Schweiz, in Österreich und Luxemburg kannst du bei folgenden Adressen erfahren:

<u>Schweiz</u> Heather Scheidegger
Bodenacherstr. 83
CH 8121 Benglen

<u>Österreich</u> Waltraut Kovacic   Verein stillender Mütter
Sperrgasse 3   Elfie Engel
A 1150 Wien   Schillerstr. 19
                             A 5020 Salzburg

<u>Luxemburg</u> Philippa Seymour
20 rue des Eglantiers
Mamer

Arbeitsgemeinschaft freier Stillgruppen (AfS)

In der Arbeitsgemeinschaft freier Stillgruppen sind bisher 95 Stillgruppen aus dem gesamten Bundesgebiet zusammengeschlossen.

Die AfS sieht ihre primäre Aufgabe in der Vermittlung theoretischer und praktischer Informationen zum Stillen an alle Interessierten, in erster Linie an Eltern und Gesundheitspersonal. Dies geschieht hauptsächlich durch Gesprächskreise und Gruppentreffen, durch Aufklärung schon während der Schwangerschaft, durch gegenseitige Unterstützung während der Stillzeit und eine breite Öffentlichkeitsarbeit. Die AfS will Eltern nicht die Entscheidung über die Art der Ernährung ihrer Säuglinge abnehmen, sie will nur bessere Voraussetzungen für eine objektive Entscheidung schaffen.

Die Frauen der AfS geben gerne schriftlich und telefonisch weitere Auskunft zum Stillen und zu angrenzenden Themen und helfen, auch durch eigene Erfahrungen, Unsicherheiten oder Schwierigkeiten beim Stillen abzubauen.

Wegen der Vermittlung der Adresse der jeweils nächsten Stillgruppe, wegen Literaturhinweisen und Informationen kannst du dich mit ausreichend frankiertem Rückumschlag wenden an:

Arbeitsgemeinschaft freier Stillgruppen
Koordinierung: Sylvia Brunn
Am Brückenberg 6
5307 Wachtberg-Oberbachem

Die in der AfS zusammengeschlossenen Gruppen arbeiten in Eigenverantwortung.

Eltern berichten

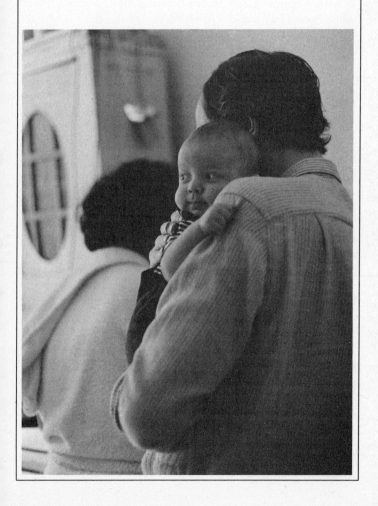

Mutter von drei Kindern

Ich habe drei Kinder. Die beiden ersten konnte ich nicht voll stillen, trotz meines guten Willens, denn in der Klinik hat man mich geradezu davon abgebracht! Es hieß: bitte nur alle vier Stunden stillen; auf keinen Fall mit beiden Brüsten stillen. So habe ich denn meine erste Tochter ein Vierteljahr teilgestillt. Bei der zweiten Tochter hieß es gleich: «Sie mit Ihrem Konfirmandenbusen sollten besser gleich aufhören, das lohnt ja gar nicht!» Wenn man solche Worte von, wie man meint, Fachkräften hört, dann hält man nicht lange durch. So mußte dieses arme Wesen nach sechs Wochen schon Fertignahrung zu sich nehmen.

Beinahe wäre es bei meinem dritten Kind noch schlimmer gekommen: Ich brachte nach zwölf Tagen Klinik (Kaiserschnitt) nur 170 g Tagesmenge zusammen, was mit folgenden Worten kommentiert wurde: «Wo nichts ist, hat der Kaiser sein Recht verloren! Hören Sie man bald auf.» Nach Hause gekommen, las ich einen Satz, der mir nicht aus dem Sinn wollte: «So sicher wie auf die Nacht der Tag folgt, so sicher wird auch Ihre Milch kommen, und Sie werden stillen können.»

Ich riskierte es also: Mein Bübchen bekam immer weniger Zusatznahrung (ca. 20–30 g) angeboten, und ich stillte dafür um so öfter. Das Wunder geschah: Nach genau drei Wochen stillte ich ihn ganz. Ich habe das ein halbes Jahr durchgehalten, trotz Ermahnungen eines Kinderarztes, der meinte, das Kind brauche nun nach vier Monaten dringend Fleisch und Gemüse.

Ein weiteres halbes Jahr habe ich ihn teilgestillt. Ich war selig! Es war eine wunderschöne Zeit und eine beglückende dazu! Das Kind war nicht einmal in diesem Jahr krank. Es hatte nur ein bißchen Schnupfen und etwas Husten. Dafür wurde er aber bei der Mütterberatung gelobt: «Schlank, kernig, drahtig – man sieht es gleich: ein brustgestilltes Kind.»

Sogar verreisen konnten wir (was für eine größere Familie recht wichtig ist) – in einer kleinen Ferienwohnung auf einem Bauernhof fühlten wir uns alle wohl. Die Milch floß dort in der Ferienstimmung noch reichlicher.

Mutter (25) eines Kindes

... Ich glaube, sie brachten das Baby um 14 Uhr mit einer Flasche Wasser, die es trinken sollte. Etwa um 18 Uhr brachten sie ihn für die erste Stillmahlzeit, sagten «hier» und gingen wieder. So versuchte ich mich mit dem Stillen. Ich habe kleine Brustwarzen, aber er saugte gut. In der ersten Nacht brachten sie ihn mir nicht, weil ich eine Schlaftablette genommen hatte. Danach brachten sie ihn alle vier Stunden. Ich hörte schon immer, wenn er kam; ich erkannte ihn an seinem Schreien, und er schrie immer. Mein Mann sah sich ihn immer im Kinderzimmer an, bevor er mich besuchen kam, und er sah ihn immer nur schreien. «Macht er jemals den Mund zu?» fragte er dann.

Es war immer das gleiche; er wurde gebracht, schreiend, trank dann etwas Milch und schlief ein. So friedlich! Ich versuchte ihn aufzuwecken, klopfte ihm die Wangen und so weiter, aber nichts half. Meine Brustwarzen wurden sehr wund und rissig, und das Stillen wurde schwierig. Ich ließ ihn auf einer Seite trinken, damit die andere heilen konnte, aber die Brustwarze heilte nicht schnell genug. Schließlich brachte er auch Blut hoch beim Aufstoßen nach dem Trinken. Jetzt, wo ich die LLL-Broschüre gelesen habe, glaube ich, daß mein Fehler war, daß ich nur die Brustwarze in seinen Mund steckte und nicht das Drumherum. Aber damals wußte ich das nicht; niemand im Krankenhaus sagte mir irgend etwas über das Stillen.

Ich kam nach Hause, als das Baby drei Tage alt war. Zu der Zeit benutzte ich Milchhütchen, um die Brustwarzen zu schonen. Sobald wir zu Hause waren und ich ihn stillen konnte, wenn er aufwachte, weinte er nicht mehr so viel. Das Trinken spielte sich auf etwa alle vier Stunden ein, aber ich stillte ihn eher, wenn er aufwachte und schrie oder ließ ihn länger schlafen, wenn er es wollte. Das Stillen war sehr schmerzhaft – ich mußte mich sehr zusammennehmen, wenn er sich an der Brustwarze festsaugte. Ich war sicher, daß es besser würde, wenn ich nur dabeibleiben könnte – aber dann löste sich der Schorf wieder ab und ich fing wieder an zu bluten.

Er wurde immer ganz aufgeregt, es war so niedlich. Ich glaube, für ihn war das Stillen besser. Ich wollte so gern dabeibleiben. Ich tat es immerhin 2½ Wochen lang. Mein Kinderarzt war sehr dafür. Aber als ich meinen Frauenarzt anrief, um einen Termin für die Nachuntersuchung auszumachen, fragte seine Sekretärin, wie es mit dem Stillen ginge, und ich sagte ihr die Wahrheit. Sie meinte, der Doktor wolle mit mir darüber sprechen, was er auch tat. Er erkundigte sich nach dem Schmerz, und als ich ihm davon erzählte, war er sicher, daß ich ein Geschwür bekommen würde und riet mir, sofort mit dem Stillen aufzuhören. Er verschrieb mir etwas, damit die Milch zurückginge und sagte, daß ich die Brust binden solle. Es war sehr schmerzhaft, denn ich hatte soviel Milch. Ich hatte viele Schwierigkeiten mit dem Baby, als ich ihn auf Flasche umstellte. Er vertrug die Nahrung nicht und hatte viele Koliken. Außerdem wurde er in seinen Mahlzeiten sehr unregelmäßig, trank im Durchschnitt alle drei Stunden.

Mutter (26) von zwei Kindern

Nach der Geburt brachte M. mir das Baby, und ich legte sie an die Brust. Erst wußte sie nicht so recht, was sie tun sollte, aber nach kurzer Zeit, als sie etwa eine halbe Stunde alt war, hielt sie sich wirklich fest und saugte. Zwei Tage lang fühlte ich die Nachwehen, und zwar jedesmal, wenn sie mit dem Trinken fertig war.

Sie hätte am ersten Tag eigentlich viel schlafen sollen, aber sie tat es nicht. Sie schnupperte herum und wollte noch mehr saugen; ich war angenehm überrascht und ließ sie. Was für ein Unterschied. Mein erstes Kind war mir alle vier Stunden gebracht worden, hungrig oder nicht. Ich konnte zum Säuglingszimmer gehen, um ihn zu sehen und tat das auch oft, aber ich konnte überhaupt nichts tun, wenn er schrie. Aber dieses Kind mußte niemals schreien. Sie trank, wenn sie hungrig war. In der ersten Woche war es im Durchschnitt alle drei Stunden, manchmal 2½, manchmal 3½. Sehr bald schlief sie fünf Stunden in der Nacht und einmal in der ersten Woche sogar sechs Stunden. Auf jeden Fall war sie immer gleich da und ich auch, und so machte ich mir nie Sorgen.

Meine Milch kam am zweiten Tag. Sie kam allmählich, und ich hatte keine Schwierigkeiten. Ich hatte meine Brust gut vorbereitet. Ich hatte mein erstes Kind acht Monate lang gestillt und werde wohl dieses Kind ebensolange stillen. Es ist soviel einfacher und schöner als mit der Flasche; und dann gibt es ja auch all diese medizinischen Gründe dafür. Am Tag nach der Geburt hatte ich jemanden da, der mir half. Die nächsten zwei Tage waren meine Eltern da und danach hatte ich die Hilfe noch einmal eine Woche. Sie verrichtete im wesentlichen die Hausarbeit und versorgte meinen Sohn, während ich mich um das Baby kümmerte. Aber wenn mein Sohn mich brauchte, konnte ich ihr das Baby geben und für ihn da sein.

Als ich meinem ersten Frauenarzt sagte, daß ich meinen Mann bei der Entbindung dabeihaben wollte, sagte er: «Warum wollen Sie, daß Ihr Mann das durchmacht?» Ich glaube schon, daß er bei den Wehen etwas durchmacht, aber ich schließlich auch. Die Wehen sind nicht angenehm, aber man kann damit fertig werden, und wir schafften es gemeinsam. Die Entbindung selbst war dann die Belohnung für meinen Mann nach all dem, was wir durchgemacht hatten; es war aufregend und wunderbar. Wir hatten das Gefühl, daß wir etwas geleistet hatten.

Mutter eines Kindes

Wahrscheinlich können nur stillende Mütter wie ich beurteilen, wie beruhigend und wichtig eine aufmunternde Beratung ist. Es ist so schade, daß man hierzulande auf eine beratende Hilfe verzichten muß. Vor der Geburt wird man mit Broschüren etc. geradezu überschüttet. Hat man dann sein Baby, steht man so ziemlich alleine da. Weder Kinderarzt noch Frauenarzt geben einem nützliche Hilfen, was das Stillen betrifft. In einigen Gesprächen mit anderen Müttern hörte ich immer wieder das resignierende: «Als ich aus dem Krankenhaus kam, ging die Milch sofort weg!» Oder: «Meine Brustwarzen waren so wund, daß ich das Stillen nicht mehr ausgehalten habe!» Daß man auch etwas dagegen tun kann, hat ihnen keiner gesagt. Auch ich habe die Auskunft bekommen, keine Zitrusfrüchte zu essen. Meine Tochter ist inzwischen 2½ Monate alt, und ich bin zuversichtlich, sie noch bis zur ersten Breimahlzeit weiter zu nähren. Somit würde ich meinem Kind einen nach «Milton stinkenden» Sauger und eine kalte Glasflasche ersparen.

Es wäre so wichtig, auch anderen Müttern zu helfen, damit es mehr zufriedene Babies und Mütter gibt. Denn traurig waren alle, mit denen ich sprach, daß sie nicht länger als ein bis zwei Wochen stillen konnten.

Mutter (28) von zwei Kindern

Am dritten Tag hatte er Gelbsucht und am vierten und fünften war es noch nicht besser geworden; sein Bilirubinspiegel stieg jeden Tag. Zwischen den Mahlzeiten gaben sie ihm Zuckerwasser, damit er mehr Flüssigkeit zu sich nahm. Am Sonntag, dem fünften Tag, sollte ich nach Hause gehen, aber das Baby mußte dableiben. Ich machte mich fertig, J. holte mich ab, und wir waren auf dem Weg nach Hause. Da löste ich mich plötzlich in Tränen auf. Ich war wegen des Babys so außer mir, und ich sehnte mich so nach ihm. Als wir nach Hause kamen, hatte ich mich etwas beruhigt, denn ich konnte mein Dreijähriges nicht weinend begrüßen. Der Nachmittag verging einigermaßen gut; wir saßen in der Sonne. Dann ging ich hinein und versuchte mich mit der Milchpumpe; ich mühte mich eine Stunde lang damit ab, und der Boden des Glases war noch nicht einmal bedeckt. Ich rief verschiedene Ärzte an und holte mir Rat, aber ich war so verstört, daß ich das Pumpen trotzdem nicht schaffte. Dann rief ich Dr. C. an und sagte ihm, daß ich zurück ins Krankenhaus kommen wollte. Er sagte, das wäre in Ordnung, und ich war sofort wie befreit. J. kochte mir ein schönes Abendessen und fuhr mich dann wieder ins Krankenhaus. Sobald ich dort war, versuchte ich die Milchpumpe wieder und hatte sofort viel Milch. Meine Schwierigkeiten zu Hause waren nur wegen meiner Verkrampfung aufgetreten.

Danach ließen sie mich das Kind stillen. Sein Bilirubin stieg immer noch, aber am Dienstag blieb es schließlich gleich, und am Mittwoch nahm es sogar etwas ab, um den Bruchteil eines Punktes. Ich lief im Krankenhaus herum und war froh. Am Mittwoch kamen wir nach Hause; ich hatte viel Ruhe und habe mich seitdem nur gut gefühlt. Hilfe brauchte ich nicht, eine Frau paßt hin und wieder auf die Kinder auf. Das Baby trinkt alle vier bis fünf Stunden und ist sehr zufrieden. Es ist ein wunderbares Baby. Von Anfang an fühlte ich mich diesem Baby besonders nah. Ich habe sehr deutlich das Gefühl, daß ich ihn in diese Welt gebracht habe.

Mutter (23) eines Kindes

Gleich nach der Entbindung gaben sie mir Spritzen, damit sich die Gebärmutter zusammenzieht und die Milch zurückgeht. Ich hatte stillen wollen, aber Dr. M. meinte, das bedeute dauerndes Pumpen, da das Baby zu früh geboren sei und mindestens drei Wochen im Krankenhaus bleiben müsse.

Als das Baby 1½ Wochen alt war und ich gerade beim Frühstück saß, war plötzlich mein Nachthemd naß – die Milch war da! Ich dachte, wenn ich Milch habe, will ich sie auch nutzen und rief den Kinderarzt an, um es ihm mitzuteilen. Als ich fragte: «Könnte ich Eric immer noch stillen?» schien er zu glauben, ich sei verrückt, aber er war doch ganz froh. Er war dafür, aber wußte nicht so recht, wie ich die Milch zum Kind bringen könnte. Er riet mir, Frau F. von der La Leche League anzurufen, die mir vielleicht helfen könne. Das tat ich, und sie sagte, ich solle alle zwei Stunden die Milch herausdrücken, viel trinken und mich entspannen. Als letzte Möglichkeit, falls ich im Verzweifeln wäre, könne ich ein anderes Baby stillen, und das würde helfen.

Ich versuchte zwei oder drei Tage lang, die Milch herauszudrücken, konnte aber nur etwa 30 Gramm am Tag herausbekommen. Ich rief sie wieder an, und sie gab mir den Namen einer Frau mit einem kleinen Baby, die gesagt hatte, sie ließe mich ihr Kind stillen. Ich war nicht sicher, ob ich das wollte. Diese Vorstellung störte meinen Mann, der gerade die Übertragung von Viren untersuchte und meinte, daß dabei so etwas passieren könnte. Wir wußten einfach nicht. Er fragte seinen Professor, aber wir besprachen es sonst mit niemanden, die Idee war irgendwie so merkwürdig. Sein Professor glaubte nicht, daß Virenübertragung so möglich sei. Ich rief die Mutter an, und sie sprach mir gut zu; und so ging ich am Samstag dorthin. Mein Sohn Eric war jetzt fünfzehn Tage alt. Frau D. war sehr nett; wir mochten einander, was sehr wichtig war. Und ihr zwei Monate altes Baby schien zu mögen, was ich ihm anzubieten hatte und saugte sehr eifrig an jeder Seite fünfzehn oder zwanzig Minuten lang. Am Abend ging ich wieder hin und stillte das Baby. Es war zufrieden. Ich lernte auch viele Tricks, die mir später von großem Nutzen waren – wie man zum Beispiel das Baby zum Trinken bringt, wenn es am Einschlafen ist, wie man den Unterdruck im Mund ausgleicht und die Brustwarze so herausbekommt. Dieses war Frau D.s viertes Kind, und sie hatte alle gestillt. Ich stillte das Baby einmal am Sonntag und einmal am Montag, und am Dienstag konnte ich Frau D. anrufen und ihr triumphierend mitteilen, daß ich alle zwei Stunden 60 cm³ Milch hatte. Mehr brauchte es nicht. Ich blieb nicht einmal während der Nacht trocken, um vier Uhr mußte ich aufstehen und pumpen. Eric war nur 1550 Gramm schwer gewesen. Mit 2½ Wochen wog er 1660 Gramm, und ich durfte ihm die Flasche geben; er durfte jetzt zu den Mahlzeiten aus dem Brutkasten heraus. Zwei Tage später brachte ich meine Milch mit und konnte ihn ab da mit meiner eigenen Milch füttern. Als er drei Wochen alt war, versuchte ich, ihn von meiner Brust trinken zu lassen. Ich war nicht sicher, daß er kräftig genug saugen konnte, um die Milch aus der Brust zu bekommen. Mittags beim ersten Versuch war er nicht hungrig, sondern nur ziemlich müde. Um 15 Uhr versuchten wir es wieder, und er machte es sehr gut und saugte die Brustwarze gut in seinen Mund hinein. Von da an bekam er immer meine Milch, manchmal aus der Flasche, manchmal direkt von der Brust. Bei manchen Mahlzeiten saugte er gut, bei anderen nicht so gut.

Schließlich durften wir ihn nach Hause nehmen als er vier Wochen und einen Tag alt war und 2110 Gramm wog. Im Krankenhaus hatte er alle drei Stunden getrunken und tat das auch weiterhin zu Hause; er weint viel zwischendurch, besonders nachts. Tagsüber schläft er besser.

Mutter (24) von Zwillingen

... Nachdem er mich genäht hatte, fragte mich der Arzt, ob ich versuchen wolle, die Babies an die Brust zu legen. Das war vorher nicht ausgemacht worden, aber natürlich wollte ich. Er schickte alles aus dem Zimmer und ließ mich versuchen. Ich war etwas unbeholfen, aber ich lag auf einer Seite und versuchte es mit dem einen Baby, während Dr. H. das andere hielt. Das Baby suchte herum, aber es saugte nicht richtig. Allerdings erfüllte sogar das Herumsuchen seinen Zweck; meine Gebärmutter reagierte darauf. Dann reichte ich diesmal absichtlich M. das erste Baby, während ich es mit dem zweiten versuchte. Sie saugte ein paarmal ordentlich. Ich hatte jedes nur ein oder zwei Minuten, aber es war so schön. Dr. H. war immer noch so begeistert, als ob er selbst gerade Zwillinge bekommen hätte.

Ab da brachte man mir zu den Mahlzeiten erst eins der Babies; ich stillte es etwa eine halbe Stunde lang, dann nahmen sie das erste wieder mit und brachten das zweite. Ich wechselte die Seiten für die Babies ab und mußte es mir aufschreiben, um zu erinnern, wer wo dran war. Alison saugte von Anfang an sehr gut. Sie weinte, wenn sie aufhören mußte. Andy war zum Schreien: Er wollte immer nur vor Begeisterung mit den Lippen schmatzen, und ich mußte ihn dann wieder zum Trinken bringen!

Ich hatte mein Kind immer stillen wollen. Aus medizinischen Gründen ist es besser für das Baby, und es schien das Natürliche zu sein. Außerdem bin ich bequem; der Gedanke, nachts aufstehen zu müssen, machte die Entscheidung leicht. Als ich hörte, daß ich Zwillinge haben würde, war ich nicht mehr so sicher. Jeder sagte: «Natürlich wirst du nicht stillen», und ich merkte, wie ich selber sagte, «natürlich nicht!» Aber dann überlegte ich wieder, vielleicht könnte ich doch. Jeder dachte, ich sei verrückt. Sie hatten das schon gemeint, als ich meine Kinder nach der natürlichen Methode bekommen wollte, aber dies war doch wirklich das letzte! Die einzigen, die mich nicht für verrückt hielten, waren die Babies; sie waren sofort dabei, ohne Schwierigkeiten, ohne Fragen.

Ich schlief die zweite Nacht durch, aber in der dritten ließ ich mir die Babies für die ein-Uhr-Mahlzeit bringen. Am Morgen des vierten Tages, als die Babies beinahe drei Tage alt waren, kam die Milch. Die Schwestern wogen die Kinder vor und nach jeder Mahlzeit; so konnten sie mir sagen, daß ich jetzt Milch hatte. Sie ermutigten mich immer. Die Milch wurde langsam mehr. Die Babies waren alle vier Stunden sehr am Trinken interessiert. Andy schlief viel und war nicht so hellwach. Nach jeder Mahlzeit bekamen sie Zuckerwasser. Ich ging nicht besonders häufig zum Säuglingszimmer, da es ziemlich weit entfernt war, aber jedesmal, wenn ich es tat, schliefen die beiden. Ich blieb einen Tag länger als üblich im Krankenhaus, fünf Tage also, da ich zwei Babies hatte.

Eine ältere Krankenschwester, eine Freundin der Familie, half mir eine Woche lang zu Hause. Den Babies ging es sehr gut. Zu Anfang wollten sie alle 3½ Stunden trinken. Da ich etwa eine Stunde für jedes zum Stillen brauchte, versuchte ich ihre Trinkzeiten um eine Stunde gegeneinander zu verschieben, mit einigem Erfolg. Ich hatte versucht, sie gleichzeitig zu stillen, aber das war unmöglich, denn sie waren noch so klein und brauchten meine ganze Aufmerksamkeit. Es war wirklich nicht so schwierig, wie ich anfangs geglaubt hatte. Zwillinge zu versorgen, ist einfach, wenn man sie stillt. Wenn ich versucht hätte, ihnen Flaschen zu geben, wäre ich sicher verrückt geworden. Es ist aber trotzdem nicht so einfach, Ehefrau und Mutter zu sein und außerdem auch noch deine eigene Person zu bleiben.

Mit 2 Wochen fing Alison an, die Nacht durchzuschlafen (sieben bis acht Stunden). Andy schaffte das erst mit sieben Wochen, er war immer viel hungriger. Die ersten vier Wochen bekamen sie nur Muttermilch und wogen bei der Untersuchung vier Wochen nach der Geburt 4030 Gramm (Alison, Geburtsgewicht: 2910 Gramm) und 4248 Gramm (Andy, Geburtsgewicht: 2870 Gramm, der immer hungrige!).

Als sie noch klein waren, stillte ich sie manchmal gleichzeitig, wenn ich etwas vorhatte oder sonst in Eile war. Dann fand ich einen großen Lehnstuhl am bequemsten und hielt ihre Köpfe in meinen Händen, und ihre Beine steckten nach außen unter meinen Armen hervor. Nachdem sie fünf oder sechs Wochen alt waren, stillte ich sie häufig gleichzeitig; dann setzte ich mich im Schneidersitz aufs Bett oder auf den Teppich, ihre Körper lagen auf dem Bett, ihre Köpfe auf meinen Oberschenkeln (sie wurden schwer!). Ich stellte fest, daß ich so sogar ein Buch lesen konnte, während ich stillte. Ich muß irrsinnig ausgesehen haben! Als sie noch sehr klein waren, wechselte ich die Brüste immer ab, aber nach fünf oder sechs Wochen, als auch die Milchzufuhr gesichert war, ließ ich Andy immer an der rechten Brust anfangen und Alison an der linken. Andy trank mehr, und «seine» Brust produzierte deshalb auch mehr, aber sie sah nicht unbedingt größer aus. Jeder glaubte, daß es eine furchtbare Belastung sei, aber das einzige, was ich als Belastung empfand, war, wenn sie beide gleichzeitig zu schreien anfingen. Und wenn das passierte, dann hatte ich etwas, was sie sofort beruhigen konnte. Ich kann mir die Sache mit Flaschen überhaupt nicht vorstellen; es wäre unmöglich gewesen, dann auch noch Zeit übrig zu haben, um sie einfach liebzuhaben.

M. und ich fuhren auf zwei Tage fort, als sie vier Monate alt waren. Meine Brüste waren riesig und fielen aus meinem Badeanzug heraus, aber sie taten nicht weh. Ich drückte etwas Milch heraus, um den Druck zu mildern, aber entschloß mich, das Stillen nicht wiederaufzunehmen. Zu der Zeit tranken die Babies viermal am Tag. Und jetzt kommt es mir vor, als ob ich mein halbes Leben damit verbringe, Flaschen und Sauger zu waschen. Ich hätte weiterstillen sollen.

Mutter (24) eines Kindes

Während der letzten Jahre hatte ich mich nach einem Kind gesehnt. Es stellte sich jedoch heraus, daß wir kein Kind bekommen konnten. Deshalb beantragten mein Mann und ich eine Adoption. Im Herbst 1973 bekamen wir Josefine. Sie war etwa zwei Monate alt, ziemlich klein und leicht, ein Wunder!

Josefine war seit ihrer Geburt in einem kleinen Heim gewesen. Als sie den ersten Tag bei uns zu Hause war, legte ich sie an meine Brust, und sie nahm meine Brustwarze in ihren Mund. Josefine schien sich gern an meiner Brust festzuhalten. Wir waren alle drei sehr froh über diese Art von körperlichem Kontakt; es war eine Erfahrung, die uns viel bedeutete.

Nach jeder Mahlzeit legte ich Josefine an meine Brust. Wenn sie aus irgendeinem Grund unruhig oder unglücklich war, hielt ich sie an meine Brust, und sie wurde ruhig und fühlte sich sicher. Ich benutzte diese Art von körperlicher Nähe zu vielen verschiedenen Gelegenheiten.

Nach etwa zwei oder drei Wochen (ich bin mir da nicht mehr so sicher) sonderte meine Brust eine bläuliche Flüssigkeit ab. Die Flüssigkeit sah nicht besonders appetitanregend aus. Ich dachte bei mir selbst, wie seltsam es doch sei, daß so ein wichtiges Organ Abfallprodukte produzierte. Von Freunden mit eigenen Kindern hörte ich, daß die Muttermilch zu Anfang bläulich und nicht besonders milchähnlich aussieht.

Josefine fing an, diese Flüssigkeit zu mögen, die sich als Muttermilch herausstellte. Nach einer Weile bekam sie wahrscheinlich soviel Muttermilch, daß es eine Zweitnahrung darstellte. Mit etwa sieben oder acht Monaten fing sie an, sich weniger für meine Brust zu interessieren. Andere Nahrungsmittel waren einfacher zu bekommen und sie sättigten sie schneller.

Während der ganzen Stillzeit war die Muttermilch selbst als Nahrungsmittel nur von geringer Wichtigkeit. Ich hatte zwar in *Newsweek* gelesen, daß es physiologisch möglich sei, ein adoptiertes Kind zu stillen, aber ich hatte nie vor, sie auf diese Weise zu ernähren. Ich wollte ihr nur den körperlichen Kontakt geben. Ich hatte mich auf die Möglichkeit, daß ich Milch produzieren würde, überhaupt nicht vorbereitet. Josefine selbst brachte es fertig, daß die Milchproduktion angeregt wurde.

Und schließlich möchte ich noch sagen, wie wunderbar es war, daß ich als Adoptivmutter die Erfahrung des Stillens machen konnte. Während der ersten Tage, an denen ich stillte, merkte ich, wie meine Brust «zu leben» anfing, und ich konnte die Milchadern in meiner Brust fühlen. Josefine hatte diesem wichtigen Teil von mir Leben gegeben.

Josefine schien von dieser körperlichen Nähe auch zu profitieren. Heute ist sie beinahe zwei Jahre alt und unglaublich lebhaft, ausgeglichen, warm, verspielt, sicher und vertrauensvoll. Es ist offensichtlich, daß sie selbst ein wunderbarer kleiner Mensch ist, aber daß mein Mann und ich an ihrer Entwicklung teilhaben dürfen, ist eine großartige Aufgabe. Das Stillen hat Josefine und mir viel bedeutet; auf Grund dieser Erfahrung sind wir glücklicher.

Mutter (33) eines Kindes

Drei Stunden nach der Entbindung, um ungefähr halb zwei, brachte eine Schwester mir das Baby. Ich glaube, das ist ungewöhnlich. Vielleicht war es, weil sie mich kannten, ich auch Krankenschwester war und ich keinerlei Betäubungsmittel bekommen hatte. Ich konnte sie im Arm halten und sie mir wieder ganz genau anschauen. Es war dumm von mir, daß ich dann nicht daran dachte, aber ich hielt sie nicht an meine Brust. Ich weiß nicht, ob es in diesem Krankenhaus eine 12- oder 24-Stunden Regel gibt, wann das Kind zum erstenmal gestillt werden soll, aber ich bin sicher, daß sie mich gelassen hätten, wenn ich nur daran gedacht hätte.

Zum erstenmal stillte ich sie wohl um 18 Uhr, als sie schon 20 Stunden alt war. Ich versuchte es im Liegen, und eigentlich saugte sie kein einziges Mal richtig. Ich bin sehr kleinbrüstig, und wir wußten beide nicht, wie wir es machen sollten. Aber sie hatte einen guten Suchreflex. Als sie am nächsten Morgen mit einer Schwester und einer ganzen Gruppe von Studenten kam, stillte ich sie zum erstenmal richtig. Die Schwester half mir, so daß ich aufrecht sitzen konnte, legte mir ein Kissen auf den Schoß, so daß das Baby hoch lag und wir zusammenkommen konnten. Das Baby fing an herumzusuchen; ich konnte die Brustwarze nicht in ihren Mund bekommen, und die Schwester half mir.

Danach hatte ich sie alle vier Stunden, einschließlich der Mahlzeit um zwei Uhr morgens. Ich konnte auch zum Kinderzimmer gehen, um sie zu sehen, und sie weinte meistens. Wieder wünschte ich, daß ich dann einfach gebeten hätte, sie bei mir zu haben. Am liebsten hätte ich Rooming-in gehabt, aber in diesem Krankenhaus wird das nicht gemacht. Das wäre schön gewesen, und meine Milch hätte sich zuverlässiger eingestellt. So kam ich nach Hause, als sie 3½ Tage alt war, und meine Milch war noch nicht da. Sie kam ganz plötzlich in der ersten Nacht; es war sehr unangenehm, und ich hatte am nächsten Morgen das Gefühl, ich müßte platzen.

Es ist traurig, daß etwas wie das Stillen, was eine so natürliche Sache sein sollte, so schwierig sein kann. Ich stillte sie andauernd, um mehr Milch zu bekommen. Unglücklicherweise besaß ich eine Waage und wußte so, daß sie nicht zunahm. Es war sehr heiß, und ich hatte Angst, daß sie nicht genug Flüssigkeit bekam. Als sie eine Woche alt war, schien sie Durchfall zu haben, ich war mir nicht sicher. Ich rief den Kinderarzt an und der sagte, ich solle ihr nach dem Stillen Wasser geben. Sie trank 120 cm^3 und wollte noch mehr. Als sie zwei Wochen alt war, ließ ich sie vom Arzt untersuchen und erfuhr, daß sie an Gewicht verloren hatte. Er schaute sie an und meinte: «Sie haben da ein sehr hungriges Baby.» Sie saugte die ganze Zeit an ihrer Hand, und zwar so laut, daß man es im ganzen Haus hören konnte. Mein Mann machte sich Sorgen und sagte, du läßt das Baby verhungern. Ich hatte sowieso keinerlei Selbstbewußtsein. Wie ich schon gesagt habe, habe ich kleine Brüste, habe immer Büstenhalter mit Einlagen getragen und kam mir deshalb immer minderwertig vor. Gleichgültig, wie genau ich eigentlich wußte, daß die Größe der Brust nichts mit der Milchmenge zu tun hat, Minderwertigkeit ist eine Sache des Gefühls. Und so stillte ich sie und gab ihr danach noch eine Flasche, sieben Tage lang. Dann ging ich zu einer Versammlung der LLL, und sie sagten mir: «Sie müssen mit der Flasche aufhören.» Sie meinten, ich solle häufiger stillen, um die Brust zu größerer Milchproduktion anzuregen. Ich tat das elf Tage lang, wog sie dann und stellte fest, daß sie wieder an Gewicht verloren hatte. So nahm ich wieder die Flasche. Nachdem ich mir die endlosen Ratschläge von Freunden und Nachbarn angehört hatte, wie das mit Flaschen sei, daß ich mein Baby hungern ließe usw., beschloß ich, als das Baby sechs Wochen alt war, daß dies mein Baby sei und daß ich das tun würde, was mir das Beste schien – und ich machte Schluß mit den Flaschen. Als sie dann zwei Monate alt war, wurde sie nur gestillt, nahm zu und schlief zwischen den Mahlzeiten vier Stunden oder mehr. Daraus wußte ich, daß sie nicht mehr hungrig war. Ich fühlte auch, daß ich vor dem Stillen voller Milch war, und wenn ich nur auf einer Seite stillte, dann tropfte es auf der anderen Seite. Ich glaube, ich hatte es geschafft. Es war so wichtig für mich, das Baby zu stillen, da wir vielleicht kein zweites haben würden. Wir haben ein Fruchtbarkeitsproblem und hatten schon Schwierigkeiten, dieses Baby zu empfangen. Wir hätten allerdings sehr gern ein zweites Kind.

Mit sechs Monaten trank sie sieben- bis achtmal am Tag auf beiden Seiten jeweils eine kurze Zeit. Aber das Baby schlief die ganze Nacht hindurch.

Nach fünfzehn Monaten ging ich zurück an die Arbeit als Krankenschwester von 15 bis 23 Uhr in der Intensivstation. Sie trank noch dreimal am Tag von der Brust: beim Aufwachen, vor ihrem Mittagsschlaf und vor dem abendlichen Schlafengehen. Ich sagte das niemandem mehr, die erstaunten Gesichter wurden mir zuviel. Aber ich wußte nicht, wie ich aufhören sollte, und ich wollte es auch nicht.

Mit siebzehn Monaten trank sie noch zweimal am Tag, je vor den Schlafenszeiten. Sie trank sehr wenig, weniger als zehn Minuten lang und nur auf einer Seite. Manche Tage vergaß sie eine Stillmahlzeit. Als sie 17½ Monate alt war, merkte ich, daß sie zwei Tage lang nicht von der Brust getrunken hatte. Und da dachte ich, warum das Ganze wieder anfangen (ich war im vierten Monat schwanger!).

Bücherliste

Arbeitsgruppe Dritte Welt, Bern: Exportinteressen gegen Muttermilch. Rowohlt Taschenbuch Verlag, Reinbek 1976 (rororo aktuell 4065)

The Boston Women's Health Book Collective: Unser Körper – Unser Leben. Rowohlt Taschenbuch Verlag, Reinbek 1980, rororo sachbuch 7271 (Bd. 1) + 7272 (Bd. 2)

Sylvia Brunn/Eberhard Schmidt: Die Kunst des Stillens. Lector, Altendorf 1979

La Leche League: The Womanly Art of Breastfeeding. La Leche League international, Franklin Park, Illinois 1977

Hanny Lothrop: Das Stillbuch. Kösel, München 1980

Rückstände in Frauenmilch. Situation und Bewertung. Boldt, Boppard 1978

Register

Arbeitsgemeinschaft für Stillgruppen (AfS) 122
- Kontaktadressen 122

Baby 74
- Augenkontakt 73
- Baden des Babys 82
- Eifersucht der anderen Kinder 22f
- Gewicht des Babys 59, 61f
- Gewichtsverlust 62
- Körperkontakt 73
- Suchreflex des Babys 96f

Babynahrung 30, 34–37, 53–58
- Ausgaben für künstliche Babynahrung 37
- siehe auch Flaschenmilch und Muttermilch

Bifidum – Flora 56
Botulismus-Bakterien 36
Brust 27, 41
- Knoten in der Brust 21

Brustgymnastik 92
Brustkrebs 22
Brustwarzen 25, 41
- wunde Brustwarzen 99f, 103, 110, 113, 125

Diaphragma 52

Einschießen der Milch 61, 102f
Eiweiß 55
Ernährung des Babys 34f, 59, 106
- Zufüttern 106f
Ernährung der Mutter 27
- während des Stillens 21

familienbezogene Mütterfürsorge 70–72

Flaschenmilch 54–56
- Vitamin C-Gehalt 55

Gebärmutter 41f
Geburt 22, 43, 47, 52, 69
- Schwangerschaftsverhütung nach einer Geburt 52
Geschlechtsverkehr 42f, 53
Gesellschaftsstruktur 32
- berufliche Benachteiligung der Frau 33f
- Kinder am Arbeitsplatz 33f
- Kinderfeindlichkeit 32

Immunstoffe 62
Intrauterinpessar 53

Kaiserschnitt 20
Kasein 55f
Kinder im Brutkasten 130
Kinderkrippen 32f
Kindersterblichkeitsrate 26
Kindspech siehe Mekonium
Knoten in der Brust 21
Kolostrum 61f
Kuhmilch 54–56

La Leche League (LLL) 43, 115–118
- Kontaktadressenliste 119–121
Lactalbumin 55
Let down-Reflex (Milchausscheidungsreflex) 41, 101, 103, 112
Lipas 55

Mekonium (Kindspech) 62
Milchausscheidungsreflex siehe Let down-Reflex
Milchdrüsen 41

Milchkanal 41
- verstopfter Milchkanal 21
Milchproduktion 24, 31, 44, 93, 103–105, 113
- bei Genuß von Nikotin 62f
Milchsinus 101
Milchverstopfung 101f
Milchzucker 56
Mutter-Kind-Beziehung 83
Muttergefühle 40, 46, 68f, 73
Mutterglück 40
Mutterinstinkt 68f
Mutterliebe 40
Muttermilch 25–27, 30, 34f, 41f, 54–56, 60f
- Alkohol in der Muttermilch 62
- Nährstoffe in der Muttermilch 56
- Nikotin in der Muttermilch 62
- Pestizidgehalt 63
- Schutz vor Infektionen 57
- zu «dünne» Milch 25f
- zu wenig Milch 93f, 124
Mutterschaft 41
Mutterschaftsurlaub 32f
siehe auch Vaterschaftsurlaub

Oxytocin 41f, 101

Pille 52f
Prolaktin 112
psychoprophylaktische Geburtsvorbereitung 72

Rolle als Mutter 32f
Rooming in 72

Säuglingsnahrung siehe Babynahrung
Schwangerschaft 41, 43, 47, 52, 93
Schwangerschaftsverhütung 52f
Spirale 53
Stillen 10f, 17f, 31, 39–42, 75, 97f, 110–114, 125
- bei Alkoholgenuß 89
- Brustentzündung 23
- Fähigkeit zu Stillen 26
- Kinder im Brutkasten 23
- Schmerzen beim Stillen 99f, 113
- Stuhlgang eines gestillten Kindes 60
- siehe auch wunde Brustwarzen
Stillzeit 31, 41, 43, 105
- Alkoholgenuß 89
- Medikamentengenuß 106
- Schwierigkeiten zu Beginn der Stillzeit 30, 125

Vaterschaft 50f
Vaterschaftsurlaub 33
Vitamin D 55f
Vormilch siehe Kolostrum

Wochenbettblutung 41
Wochenfluß 42

Mit Kindern leben

Schwangerschaft,
Geburt,
die ersten
Lebensjahre

Mit Kindern leben — rororo

C 2181/2

Beatrice Adloff
Zwischen sanfter und programmierter Geburt
Frauen suchen Wege zur selbstbewußten Entbindung (7865)

Aktion «Muttermilch - ein Menschenrecht» u. a.
Muttermilch – natürlich!
Bewußter leben für Schwangerschaft und Stillzeit (7822)

Angelika Blume
Andere Umstände
Eine Orientierungshilfe für Vorsorge, Geburtsvorbereitung und Geburt. Mit einem kompletten Vorbereitungskursus (7473)

Daniela Braun/Claus Wohlfart
Ich und du und unser Kind
Tagebücher aus dem Leben zu dritt (7807)

Hermann Bullinger
Wenn Männer Väter werden
Schwangerschaft, Geburt und die Zeit danach im Erleben von Männern. Überlegungen – Informationen – Erfahrungen (7751)

Stephanie Dowrick/Sibyl Grundberg (Hg.)
Will ich wirklich ein Kind?
Frauen erzählen (7498)

Geraldine Lux Flanagan
Die ersten neun Monate des Lebens
115 Abbildungen (6605)

Regina Hilsberg
Körpergefühl
(7922)

Mit Kindern leben

Ingrid Mitchell
Wir bekommen ein Baby
Ein praktisches Kursprogramm für Übungen zu Hause während der Schwangerschaft. Mit 91 Abbildungen (6698)
Stillen (7363)

Margarethe Reinhardt u. a. (Hg.)
Geburten
Erfahrungsberichte von Müttern und Vätern, Hebammen und Ärzten (7916)

Franz Renggli
Angst und Geborgenheit
Soziokulturelle Folgen der Mutter-Kind-Beziehung im ersten Lebensjahr (6958)

Christel Scheilke
Das Beste fürs Baby
Verhaltenstips und Einkaufsführer für Notwendiges und Erprobtes (7403)

Horst Speichert/Erhardt Dietl
Mama, Papa, höret die Signale
Das Tagebuch der aufregenden neun Monate bis zu meiner Geburt (7805)

Barbara Vogt-Hägerbäumer
Schwangerschaft ist eine Erfahrung, die die Frau, den Mann und die Gesellschaft angeht (7078)

Schwangerschaft,
Geburt,
die ersten
Lebensjahre

C 2181/2a

Mit Kindern leben

Praktische Tips,
Ideen,
Hilfen für Alltag
und Freizeit
mit Kindern

C 2181/2 b

Helga Biebricher
Scherzfragen, Rätsel, Schüttelreime
Vergessenes und Neues zur Unterhaltung
(7662)

Kristina Hoffmann-Pieper
Basteln zum Nulltarif
Spiel und Spaß mit Haushaltsdingen
(7955)

Angelika Menhart
Babysachen selber machen
Praktisch, preiswert, schön – Anleitungen
und Tips (7799)

Anne-Bärbel Münchmeier
**Spielen mit kleinen Kindern
und Babys**
Ideen – Anregungen – Spielzeug im Test
(7900)
Kleinkinder-Treff
Anregungen für die Zeit zwischen
Krabbelalter und Kindergarten (7475)

Geneviève Painter
Baby-Schule
Entwicklungsanregungen für Kleinkinder
(6894)

Jill Phillips
Alle Kinder lieben Musik
Einführung in eine vergnügliche
Musikerziehung (7802)

Raimund Pousset
**Fingerspiele und weitere
Kinkerlitzchen**
Spiel-Lust mit kleinen Kindern (7774)